DES

AFFECTIONS TYPHOÏDES

DANS

L'ESPÈCE CHEVALINE

Par M. PALAT

VÉTÉRINAIRE EN PREMIER AU 4ᵉ RÉGIMENT D'ARTILLERIE
CHEVALIER DE LA LÉGION D'HONNEUR
MEMBRE CORRESPONDANT DE LA SOCIÉTÉ DE MÉDECINE DE L'ISÈRE ET DE L'ASSOCIATION VÉTÉRINAIRE
DU NORD ET DU PAS-DE-CALAIS.

(Médaille d'or de 200 francs.)

Assez longtemps le monde, armé du ridicule,
A frappé notre corps d'une injuste férule,
Il est temps d'en finir........

(J. DUCREST.)

PARIS

TYPOGRAPHIE DE RENOU ET MAULDE

144, RUE DE RIVOLI, 144

1870

DES

AFFECTIONS TYPHOÏDES

DANS

L'ESPÈCE CHEVALINE

DES
AFFECTIONS TYPHOÏDES

DANS

L'ESPÈCE CHEVALINE

Par M. PALAT

VÉTÉRINAIRE EN PREMIER AU 4ᵉ RÉGIMENT D'ARTILLERIE

CHEVALIER DE LA LÉGION D'HONNEUR

MEMBRE CORRESPONDANT DE LA SOCIÉTÉ DE MÉDECINE DE L'ISÈRE ET DE L'ASSOCIATION VÉTÉRINAIRE

DU NORD ET DU PAS-DE-CALAIS.

(Médaille d'or de 200 francs.)

Assez longtemps le monde, armé du ridicule,
A frappé notre corps d'une injuste férule,
Il est temps d'en finir........
(J. DUCREST.)

PARIS

TYPOGRAPHIE DE RENOU ET MAULDE

144, RUE DE RIVOLI, 144

1870

DES AFFECTIONS TYPHOÏDES

DANS

L'ESPÈCE CHEVALINE.

> Assez longtemps le monde, armé du ridicule,
> A frappé notre corps d'une injuste férule,
> Il est temps d'en finir.......
>
> (J. DUCREST.)

Les maladies typhoïdes, dont le sujet vient d'être mis au concours par la Société centrale de médecine vétérinaire, sont beaucoup plus fréquentes dans l'espèce chevaline qu'on ne le croit généralement. Pour mon compte, j'ai eu occasion de les observer souvent, soit dans le civil, soit dans l'armée.

Pendant l'été de 1846, j'ai étudié la forme abdominale dans deux fermes, situées aux environs de Rambouillet, chez MM. Jumentier et Isambert. Deux ans plus tard, en Picardie, j'ai traité une affection tout à fait semblable sur plusieurs chevaux d'un escadron de grosse cavalerie, pendant qu'une maladie de poitrine enzootique ravageait les jeunes chevaux d'un régiment de ligne.

J'ai encore eu l'occasion, en 1853, de recueillir plusieurs faits de la forme abdominale, à Bras et à Fromereville, de concert avec M. Fourrié, vétérinaire à Verdun.

Pendant la guerre de Crimée, une épizootie de pneumonie typhoïde se déclara sur les chevaux de la garnison de Strasbourg, et ne tarda pas à se répandre dans les batteries détachées aux environs de la capitale alsacienne. Durant quelques mois, cette maladie étendit son influence d'une manière égale ou à peu près, sur les trois corps à cheval de la garnison; puis, elle disparut dans deux d'entre eux, pour se concentrer dans le dernier régiment qu'elle avait envahi.

Cette affection montra son maximum d'intensité pendant l'automne et l'hiver de 1854. Au printemps suivant et jusque vers la mi-août, elle ne se révéla que par quelques cas isolés. Mais après l'arrivée d'un grand nombre de chevaux de la remonte de Paris, elle redevint plus fréquente, et reprit le caractère épizootique du premier octobre au quinze décembre 1855.

C'est au moment où l'épizootie était dans toute sa force en 1854, que je vis arriver dans ma garnison la 14ᵉ batterie *bis* d'un des régiments de Strasbourg. Chargé par M. le commandant de place du service sanitaire de cette batterie, je ne tardai pas à voir la maladie typhoïde se montrer, et régner pendant trois mois sur les chevaux de la batterie.

Sur deux cent dix-neuf chevaux d'effectif, cent dix entrèrent à l'infirmerie, et sur ce nombre, il y eut soixante-huit malades affectés de la forme thoracique, et quarante-deux de la forme muqueuse.

Cinq ans plus tard, au moment de la guerre d'Italie, j'ai observé encore l'affection dont il s'agit, dans une autre garnison de l'Alsace, sur les chevaux de la remonte d'un régiment de cuirassiers.

Ainsi, depuis vingt ans, j'ai vu cette maladie bien des fois et sous toutes ses formes : tantôt sporadique n'attaquant que quelques chevaux ; d'autres fois enzootique ou épizootique, comme en 1848, 1854 et 1859, et alors jetant la perturbation dans le service tout en faisant éprouver à l'État des pertes assez considérables.

Chaque fois que le gouvernement ou les grandes administrations font des achats nombreux de jeunes chevaux ; que l'effectif est augmenté pour ainsi dire brusquement ; que les chevaux sont réunis, agglomérés dans de grandes écuries, on est certain de voir des maladies typhoïdes prendre naissance, grandir, se développer, et même se propager comme le font les affections contagieuses.

J'ai recueilli sur ces affections un grand nombre de notes ; je possède une centaine d'observations plus ou moins détaillées. Et, cependant, malgré ces matériaux, j'éprouve une certaine hésitation à soumettre ce mémoire à l'appréciation de la Société impériale de médecine vétérinaire.

Et consultez longtemps votre esprit et vos forces.

Je n'ignore pas que beaucoup de membres de la docte compagnie considèrent la fièvre typhoïde du cheval comme une maladie imaginaire. Si je ne me trompe, ces honorables praticiens ne contestent pas qu'il y ait sur le cheval une affection qui s'accompagne d'une grande faiblesse musculaire, et se complique d'altération du sang; ce qu'ils nient, non sans raison, c'est que la maladie dont je parle soit identique avec la fièvre typhoïde de l'homme.

Je suis loin, pour ma part, d'attacher à cette expression le sens que quelques vétérinaires semblent y donner; car si l'affection qui va m'occuper dans cette notice, offre des symptômes et des lésions qui se rapprochent de ceux qu'on observe dans la dothinentérie de l'homme, ces caractères ne sont ni assez nombreux, ni assez tranchés, pour établir entre les deux maladies une similitude complète.

Ce n'est donc pas dans la pathologie humaine qu'il faut chercher des points de comparaison. Sans aller aussi loin, ni aussi haut, nous trouverons sur nos animaux domestiques une maladie qui offrira bien plus d'analogie que la fièvre typhoïde de l'homme : je veux parler du typhus charbonneux.

Et c'est précisément à cause de cette analogie qui sera plus loin démontrée, que je crois devoir lui conserver l'épithète de typhoïde (de τύφος, stupeur) comme exprimant mieux la nature du mal que toutes les autres dénominations qu'elle a reçues depuis trente ans.

Dans cette étude, j'essayerai de faire connaître la maladie typhoïde du cheval sous toutes ses formes; je parlerai de ses symptômes, de ses complications ordinaires, de ses lésions, de ses causes, de sa nature et de son traitement, en insistant particulièrement *sur sa transmission*; heureux si je puis donner à cette affection que j'ai été si souvent à

même d'observer, le cachet réel et non exagéré qui lui
appartient.

Définition et Synonymie.

L'affection typhoïde du cheval est une maladie *infectieuse
et contagieuse*, produite par des causes multiples, et susceptible de se développer à l'état sporadique, enzootique
et épizootique. Elle est caractérisée sur le vivant par la
stupeur, la prostration des forces et une *altération du
fluide sanguin*, dans laquelle les globules, généralement
au-dessous du chiffre normal, filtrent à travers les porosités
vasculaires, pour former des taches d'un noir foncé que
l'on rencontre sur le cadavre, dans presque tous les tissus.
En outre, on trouve souvent, à l'autopsie, *l'hypertrophie
des plaques de Peyer*, des follicules muqueux et des ganglions mésentériques, et quelquefois des *ulcérations* plus
ou moins grandes, plus ou moins profondes sur la muqueuse gastro-intestinale.

Cette maladie est connue depuis longtemps ; elle a reçu
et recevra sans doute encore bien des noms, suivant les
progrès de la pathologie et les doctrines médicales régnantes. Beaucoup d'auteurs l'ont désignée ainsi : fièvre
maligne, putride, bilieuse ou grave ; les apologistes
de Pinel, fièvre adynamique et ataxique ; les adeptes de
Broussais, gastro-entérite, gastro-encéphalite, gastro-
cardite, bronchite, colite, cystite, dermite, etc., etc. ; les
modernes, fièvre, maladie, affection typhoïde ; ou bien
encore, maladies de poitrine avec altération du sang ;
pleuropneumonie gangréneuse épizootique ; M. Sanson,
diathèse typhoïde ; les Allemands, influenza, etc.

Phénomènes précurseurs de la fièvre typhoïde.

Il est rare que l'affection typhoïde fasse son apparition

d'une manière brusque ; le plus souvent, l'invasion du mal est annoncée par certains signes prodromiques qui passent inaperçus de bien des conducteurs de chevaux, mais qui n'échappent pas aux cavaliers intelligents. Voici les phénomènes qui précèdent le mal dans la plupart des cas :

Le cheval mange toute sa ration d'avoine, mais beaucoup plus lentement que de coutume ; il tire le foin du râtelier, en mange une partie et foule le reste sous les pieds. De temps en temps, ses digestions sont troublées par de légères coliques ; il dépérit. Le poil se hérisse, devient terne et paraît plus long qu'à l'état physiologique. Les matières fécales, généralement dures et bien moulées, contiennent beaucoup de grains d'avoine non digérés. Si on place un séton au poitrail, l'aiguille ne rencontre aucune résistance ; elle passe dans le tissu cellulaire sous-cutané, comme si ce tissu n'existait pas et sans produire une douleur bien sensible. Le ruban ne sort jamais sec ; il est toujours imprégné de sang et suivi d'hémorrhagie. Il y a des bâillements. Le cheval sue à la moindre fatigue et paraît beaucoup moins ardent au travail. A la promenade il se fait traîner, s'il est en main. Quelquefois, malgré les coups d'éperon ou l'excitation du fouet, il s'arrête tout essouflé et refuse d'avancer. Ses membres faiblissent de plus en plus, et on ne tarde pas à s'apercevoir qu'il y a dans tous les rouages un manque de force et d'énergie.

A cette époque, le facies offre déjà un caractère particulier *sui generis* et qui permet à un observateur attentif de soupçonner l'invasion prochaine de la maladie. Le jeune cheval, en effet, a la tournure et la physionomie d'un vieillard : ses yeux sont excavés, ses membres sont raides et ses allures n'ont plus le liant, la souplesse qui appartiennent au jeune âge. Plusieurs fois, il m'est arrivé, en voyant défiler les chevaux au retour de la promenade, et après avoir remarqué quelques-uns des signes précurseurs dont il s'agit, de prédire d'avance l'apparition prochaine de l'affection typhoïde, qui, en effet, ne tardait pas à se montrer.

Tels sont les prodromes que j'ai pu voir sur un assez grand nombre de chevaux, et qui précèdent de plusieurs jours, quelquefois d'un mois et plus, l'invasion de la maladie, quelle que soit d'ailleurs sa forme.

Il est bien entendu que la fièvre typhoïde ne survient pas toujours et nécessairement à la suite de ces phénomènes précurseurs; car il peut arriver qu'à l'aide de moyens hygiéniques, on arrête le mal dès le principe, sur des individus qui offraient déjà les prodromes dont nous venons de parler.

Symptômes.

FORME ABDOMINALE.

Première période. — Début. Le malade éprouve un frisson général; il est abattu; sa tête est lourde et repose sur sa litière pendant le décubitus, sur le bord ou au fond de la mangeoire pendant la station. Les paupières sont aux trois quarts fermées; le cheval, comme endormi, paraît insensible à tout ce qui se passe autour de lui. Il semble plongé dans une profonde stupeur. Quelquefois, il y a de l'agitation; le malade gratte le sol, se couche, se relève et souffre de légères coliques. Les forces sont prostrées. Tantôt immobile dans sa stalle, l'animal repose sur ses membres comme sur quatre poteaux et ne change de position que lorsqu'il y est fortement sollicité. D'autres fois, il semble accablé de fatigue : *il repose souvent sur un bipède diagonal à la fois et change à chaque instant de position, ou plutôt alterne pour chaque bipède la station libre avec la station forcée.* D'autres fois encore, *les membres antérieurs engagés sous le centre de gravité, portent la plus grande partie du poids du corps; mais alors les membres abdominaux se soulèvent alternativement et se reposent chacun à leur tour.* C'est lorsque les surfaces articulaires jouent les unes sur les autres, que l'on entend ces craquements que l'on perçoit pendant toute la durée de la maladie.

Si on excite le sujet à marcher, il butte souvent et les jarrets flageolent ; ou bien il traîne les membres postérieurs, et la colonne vertébrale paraît voussée en contre-haut. Ce qui frappe surtout pendant la marche, c'est une extrême faiblesse du train de derrière.

Le pouls est généralement petit et mou. D'autres fois, il est fort, ample et l'artère tendue. Les battements du cœur commencent à se percevoir distinctement. La respiration est profonde, accélérée. On constate souvent des alternatives de chaud et de froid aux oreilles et aux extrémités. Le plus souvent, la température de la peau est au-dessus de l'état normal et l'on voit apparaître d'une façon intermittente des sueurs très-abondantes et générales.

Rarement la conjonctive est ecchymosée : le plus souvent elle est pâle, infiltrée, quelquefois jaunâtre ou comme teinte de sang. La bouche est chaude, pâteuse. La langue offre une teinte grisâtre et est souvent rouge à sa pointe et à ses bords. Généralement peu abondante, la salive a quelque chose de visqueux.

A la pression du ventre, on constate souvent une sensibilité douloureuse. Les borborygmes sont forts, sonores et se perçoivent à quelques pas des malades lesquels expulsent des gaz odorants.

L'inappétence est souvent complète ; quelquefois, le cheval mange son barbotage avec une extrême lenteur et à plusieurs reprises. La soif est plus ou moins grande. Les matières fécales expulsées sont petites, dures, sèches et moulées. Quelquefois, elles sont coiffées et colorées en noir par des globules sanguins.

Il y a des épistaxis plus ou moins abondantes et qui ont été signalées par l'École d'Alfort, et par MM. Denoc, Gillet, Trelut, etc. Souvent ces sortes d'hémorrhagies passives manquent, mais alors on constate autour des narines, des croûtes brunâtres et comme teintes de sang.

Deuxième période. — *Augment*. Tous les symptômes

s'aggravent : le coma est plus profond; les pupilles se dilatent, le regard devient fixe. Les malades ont la vue affaiblie et paraissent sourds. Il y a des soubresauts et des grincements des dents. La prostration augmente. Le cheval se balance sur ses membres comme un homme ivre et semble lutter pour se maintenir en équilibre. Dans cet état, les membres prennent des positions vraiment extraordinaires; afin d'élargir la base de sustentation, les antérieurs s'écartent quelquefois l'un de l'autre à plus d'un mètre de distance.

La tête est lourde, pesante et prend un point d'appui sur la mangeoire. Si, pour essayer les forces, on fait marcher le malade, on constate une extrême faiblesse dans les membres postérieurs; la croupe se balance de droite à gauche d'une manière remarquable. L'animal chancelle et il faut le soutenir, si on veut prévenir une chute imminente.

A cette période, l'inappétence est souvent complète pour les aliments comme pour les boissons. Dans d'autres cas, l'appétit est conservé, ainsi que la soif, et les malades mangent et boivent jusqu'à la fin. Certains chevaux saisissent les aliments avec une extrême nonchalance, les mâchent avec lenteur et à plusieurs reprises, et mettent beaucoup de temps pour manger quelques jointées d'avoine.

La peau est brûlante et sèche; les reins sont inflexibles et les testicules douloureux. Les bourses et le fourreau, au lieu d'être enduits par une matière onctueuse, sont secs et recouverts d'une poussière fine, adhérente, ressemblant à des écailles de son, et qui est probablement formée par du carbonate et du phosphate de chaux.

Les mouvements du cœur se précipitent et acquièrent plus de force. Le pouls est excessivement faible. C'est alors que le sang filtre à travers les porosités des tissus et se montre mêlé à des mucosités dans les voies respiratoires (hémoptysies). Dans la bouche, il forme autour des dents et sur la langue un enduit brunâtre ou noirâtre auquel on a donné le nom de *fuliginosités*. Dans le tube digestif, il se mêle aux matières fécales qu'il colore en noir; ou bien encore, est expulsé au dehors sous forme de diarrhée liquide, sanguinolente et fétide. Dans le bassinet des reins, dans la vessie, il se mélange avec l'urine à laquelle il donne une couleur tantôt noirâtre comme le jus de fumier, tantôt rouge, sanguinolente comme dans l'hématurie.

Outre les fuliginosités, la langue offre encore des érosions, espèces de crevasses transversales, qu'on a observées surtout pendant l'épizootie de 1825. Quelquefois, ainsi que je l'ai vu à Colmar, l'épithélium, considérablement épaissi, se détache de la langue et tombe comme une fausse membrane.

Le ventre se météorise. L'anus est largement ouvert, rétracté rouge et donne au toucher une sensation brûlante. Des œdèmes plus ou moins considérables apparaissent souvent aux testicules, aux mamelles et surtout aux extrémités des membres. On les observe plus fréquemment sur les chevaux civils que sur ceux de l'armée. Les malades que j'ai visités dans la vallée de la Meuse, en portaient de très-volumineux.

Les crins sont secs, cassants et tiennent à peine; la moindre traction suffit pour en arracher des mèches considérables. — Les malades n'ont pas toujours la force de se camper pour expulser le liquide contenu dans la vessie; ils urinent souvent dans le fourreau, et le liquide qui s'échappe de l'urèthre, est épais, odorant, plus ou moins coloré et peu abondant.

C'est à cette période que l'on voit sur l'homme cette éruption vésiculeuse que l'on désigne sous le nom de *sudamina*. Quelque chose de semblable existe-t-il sur le cheval? M. Denoc prétend l'avoir observé à la face interne des cuisses; mais il n'en donne pas la description. Dans son mémoire sur l'épizootie vertigineuse (forme cérébrale), M. Genée signale des éruptions miliaires suivies de croûtes, s'étendant depuis les lèvres jusqu'aux épaules. Chez plusieurs malades atteints de la forme adynamique, M. Aubry a observé, vers la période d'état, une éruption à la peau, principalement à la tête et à l'encolure, et qui lui a paru être de nature exanthémateuse. Les boutons de cette éruption ont toujours entrainé la chute des poils, et lorsqu'à leur phase de dessiccation on soulevait la croûte qui recouvrait leur sommet, on rencontrait au-dessous une ulcération superficielle qui atteignait, en quelque jours, à une cicatrisation complète. — D'Arboval mentionne aussi des éruptions boutonneuses à la peau, dans la gastro-entérite épizootique, éruptions qui ont été également signalées par d'autres praticiens.

J'ai vu sur un malade atteint de la forme abdominale, apparaître à la face interne des cuisses une multitude de boutons très-petits qui ont disparu assez promptement, sans laisser aucune trace. Sur d'autres chevaux et notamment sur la jument *Quérinne*, j'ai observé, le 14ᵉ jour, une affection herpétique sur presque toute la tête et à la pointe des épaules.

Sur l'homme, on rencontre fréquemment des *pustules d'ecthyma* dans la fièvre typhoïde. Voici comment M. Signol les décrit sur le cheval : « A des époques variables,
« se montre sur quelques sujets une éruption caracté-
« risée par des boutons plus ou moins nombreux, isolés
« d'abord et apparaissant de préférence aux lèvres, à
« l'encolure, aux épaules, sur les côtes et la croupe,
« beaucoup plus rarement sous le ventre et aux membres.
« Pendant les premières heures qui précèdent leur appa-
« rition, on sent dans l'épaisseur de la peau un point
« dur, résistant, dont le diamètre varie entre 4 et 6
« centimètres. Si on le presse, l'animal témoigne une
« vive douleur et cherche à fuir l'exploration; les poils
« qui le recouvrent sont hérissés et, par leur changement
« de direction, en limitent visiblement l'étendue qui re-
« présente une plaque circulaire. Au bout de vingt-quatre
« heures, la dimension de ces boutons est devenue plus
« considérable; la douleur est plus vive, et souvent des

« cordons lymphatiques engorgés rayonnent de leur cir-
« conférence. Après deux ou trois jours au plus, leur
« sommet devient conoïde, fluctuant, et il se perce au
« centre une petite ouverture, semblable à celle d'un
« furoncle, par laquelle s'écoule un pus blanc, crémeux,
« bien lié le plus ordinairement, auquel se mêlent cepen-
« dant quelquefois des stries sanguinolentes lie de vin ;
« mais jamais on n'y trouve de bourbillon, comme dans
« les furoncles proprement dits. Pendant plusieurs jours
« encore, le pus s'écoule en plus ou moins grande abon-
« dance ; puis, on voit la peau qui correspond à chacun
« de ces boutons, s'enlever d'une seule pièce sur toute
« leur surface, laissant au-dessous d'elle une plaie plus
« ou moins régulière qui n'est pas sans apparence avec
« le farcin, avec lequel il faut bien se garder de la con-
« fondre. Cette plaie, abandonnée à elle-même, exigeant
« de simples soins de propreté, se guérit bientôt, en
« laissant une petite cicatrice, comme celle que produi-
« rait un furoncle ou une pustule. »

N'est-ce pas encore cette même affection que M. Denis
Lambert décrit dans sa fièvre typhoïde du cheval, lorsqu'il parle des abcès qui se font remarquer le plus souvent
sur le thorax : « Petits, je les ai vus, dit-il, en grand
« nombre, mais aussi j'en ai ponctionné d'énormes qui
« m'ont donné plusieurs litres de pus. »

Quelques vétérinaires ont signalé des tumeurs phleg-
moneuses pendant l'épizootie de 1825. Nous en avons
observé, dit Hurtel, dans les environs des parotides et au
poitrail.

Plusieurs fois, j'ai vu moi-même des pustules tout à
fait identiques à celles que M. Signol a décrites, et qui
avaient leur siége à la lèvre supérieure ou au bout du
nez. Ainsi, la jument *Astuce*, morte d'une pleuropneumonie typhoïde, a offert le neuvième jour un engorgement
dur, douloureux, situé à la commissure. Le lendemain,
l'engorgement était plus considérable et présentait une
ulcération sur la lèvre supérieure. Le surlendemain, il y

avait trois ulcérations dont deux situées sur la lèvre inférieure et la troisième au menton. Les vaisseaux lymphatiques étaient dilatés et la glande correspondante légèrement engorgée.

Si, lorsque la maladie est arrivée à ce degré de gravité, on a l'imprudence de placer des sétons, on voit alors la gangrène s'y mettre et déterminer des engorgements considérables. Quelquefois, la désorganisation frappe les parties du tégument sur lesquelles on a placé un vésicatoire ou un sinapisme. J'ai vu cet accident survenir sur un cheval qui fut atteint d'une maladie typhoïde par infection, et chez lequel les vésicatoires déterminèrent un engorgement gangréneux des plus considérables aux extrémités postérieures.

Il peut même arriver que la mortification de la peau survienne spontanément, sans cause extérieure appréciable, ainsi qu'on l'a vu pendant la gastro entérite adynamique de 1825. Sur un de ses malades, Clichy observa, en effet, une inflammation de nature gangréneuse à la gorge et aux testicules. (*Recueil*, 1838.)

Je n'ai jamais remarqué ces taches noirâtres, ces sortes d'ecchymoses qu'on voit apparaître sur l'homme vers la fin de la seconde période. Plus heureux que ses devanciers, M. Signol les a observées plusieurs fois aux endroits où la peau est dépourvue de pigment. « Le plus bel exemple, « dit-il, s'est présenté sur un cheval de Charenton-le-Pont « que j'ai pu montrer à M. Reynal : les lèvres, le bout du « nez et toute la partie inférieure du chanfrein étaient « colorés en rouge violet foncé, d'une teinte analogue « au jus de mûre ; la pression ne faisait point disparaître « cette teinte anormale, qui s'est effacée graduellement « sans laisser aucune trace. Est-ce là ce que les médecins « appellent le *purpura ?* » (*Recueil*, 1858).

Il est probable que ces sortes d'ecchymoses surviennent encore partout où la peau se trouve comprimée, comme cela se voit chez les malades qui restent longtemps couchés sur la litière. Elles précèdent ces vastes eschares

que l'on observe souvent dans les régions iléales, trochan-
tériennes et scapulo-humérales, lorsque le tégument
éprouve, par suite du décubitus, une forte compression.

Troisième période. — **Déclin.** Lorsque l'affection
typhoïde doit avoir une issue funeste, les malades ne
tardent pas à présenter des symptômes d'agonie. Le pouls
devient filant, misérable ; les battements du cœur semblent soulever les parois thoraciques. Le flanc s'accélère ;
les pupilles s'agrandissent et le corps se couvre d'une
sueur froide. Les muscles sont flasques, sans énergie. La
prostration est portée aux dernières limites. Les membres
s'écartent pour élargir la base de sustentation ; puis les
malades chancellent, fléchissent les articulations et tombent sur la litière. Quelquefois, ils restent étendus, sans
mouvement du train postérieur (paraplégie) et meurent
plusieurs heures ou plusieurs jours après leur chute.

D'autres fois, ils se débattent un instant, cherchent à
reprendre la station ; après de grands efforts, ils relèvent
avec peine les membres antérieurs seulement, retombent
de nouveau et meurent.

Si la maladie doit avoir une terminaison favorable, les
symptômes sont bien moins accentués. On constate
d'abord une diminution dans tous ceux qui caractérisent
d'une manière presque spéciale la fièvre typhoïde. Le
coma, la stupeur diminuent. Les sens, un instant suspen-
dus, reprennent leurs fonctions. Les chevaux méchants,
inoffensifs pendant les premières périodes, rentrent dans
la plénitude de leur vice : ils cherchent à mordre ou à
ruer, ce qui est alors un signe des plus favorables. L'appétit revient ou augmente. Les malades qui étaient restés
couchés se relèvent et trouvent assez de force pour reprendre la station qu'ils conservent plus longtemps. Les
eschares se détachent et tombent, et au lieu de laisser
des plaies d'un mauvais aspect, fournissant un pus fluide
et mal lié, comme cela se voit lorsque la terminaison doit
être funeste, elles mettent à découvert des plaies irrégulières, d'une belle couleur dont les bourgeons fournissent

une suppuration louable et abondante. Petit à petit, la prostration diminue; le pouls reprend son rhythme normal, et les malades ne tardent pas à entrer en convalescence.

FORME THORACIQUE.

C'est plutôt une maladie générale qu'une affection particulière des organes renfermés dans le thorax. En 1825, les vétérinaires observèrent souvent l'inflammation du poumon et des plèvres, et eurent le bon esprit de considérer cet accident comme une complication de ce qu'ils appelaient alors la gastro-entérite. Dans la forme ataxique que nous allons bientôt étudier, on retrouvera encore la pneumonie, compliquant d'une manière fâcheuse les symptômes cérébraux.

Si, à l'exemple de plusieurs auteurs, je considère l'affection thoracique comme une forme distincte, c'est parce que, dans la plupart des épizooties typhoïdes qui attaquent le cheval de troupe, les maladies de poitrine se montrent comme l'accident principal et constant. Ainsi, bien que pour moi la pneumonie et la pleuropneumonie typhoïdes ne soient qu'une grave complication, je vais les étudier séparément, comme je le ferai du reste pour la forme cérébrale, qui n'est, elle aussi, je le répète, qu'un accident fâcheux d'un état maladif général.

Sous cette forme, je comprendrai la pneumonie d'abord, et ensuite la pleuropneumonie typhoïdes (1).

Pneumonie. — *Début.* Lorsque la maladie fait son apparition, c'est toujours d'une manière insidieuse, obscure, ce qui rend alors le diagnostic assez difficile. Bien souvent, j'ai pris des malades à l'infirmerie présentant les symptômes de la diathèse, et j'ai attendu les accidents pectoraux pendant huit, quinze jours, un mois avant de voir la pneumonie faire son invasion. Quelquefois, le mal

---

(1) Beaucoup de symptômes que j'ai déjà indiqués dans la forme abdominale, se retrouvant dans la forme thoracique, ne seront pas, bien entendu, répétés ici.

semble débuter d'une manière brusque, mais alors on peut être certain que les signes qui le dévoilent ont échappé aux gens préposés au pansage et à la conduite des chevaux. Presque toujours à cette époque l'appétit est, en effet, conservé, et les animaux possèdent toutes les apparences de la santé. L'invasion n'est réellement brusque que lorsque le mal survient après une course longue et rapide, comme dans les cas rares d'anhématosie plus ou moins foudroyante.

Le plus souvent donc c'est par la forme abdominale que l'affection fait son début. Bientôt une *toux faible, avortée se montre et précède de plusieurs jours la congestion du poumon.* La muqueuse de l'œil est souvent jaunâtre, mais pas toujours, ainsi qu'on l'a écrit. Quelquefois, elle est pâle ou d'une teinte rouge lavé. La pituitaire présente la même coloration, et offre souvent un pointillé rouge plus ou moins marqué. Le pouls est mou, petit, quelquefois effacé. Tantôt le cœur bat avec force ; d'autres fois, la main placée derrière le coude gauche ne perçoit aucun bruit. L'œil donne au facies une expression de plus en plus caractéristique : rétracté au fond de l'orbite, la pupille dilatée, il exprime l'abattement, la stupeur. Les reins, à cette époque, sont généralement très-flexibles. Le flanc est calme, mais profond ; et à l'auscultation de la poitrine, on entend partout le murmure respiratoire. Le malade mange très-lentement, mais achève ses repas. Les matières fécales sont sèches, moulées et coiffées. Il y a prostration des forces. Tels sont les symptômes que les malades présentent au début, et qui échappent, comme je l'ai dit, aux hommes qui surveillent ou soignent les chevaux.

Après un temps plus ou moins long, tous les accidents s'aggravent, et c'est alors que le vétérinaire est appelé. Ce qui frappe tout d'abord, c'est le facies dont il a été question : seulement l'œil est encore plus excavé, la pupille plus grande ; les salières sont creuses, comme sur un cheval d'une extrême vieillesse. Les muscles de l'encolure relèvent difficilement la tête et l'abandonnent en quelque sorte à son propre poids. Pendant la marche, les articulations sont raides et font entendre des craquements; les membres flageolent, la croupe se berce et à chaque instant on croirait à une chute imminente. J'ai vu des chevaux tomber comme une masse inerte, en parcourant l'espace très-court qui sépare, en ville, le quartier Suisse du quartier d'Infanterie où se trouvaient, en ce moment, les écuries-infirmeries.

Si on ausculte la poitrine, on constate un peu de faiblesse relative dans la respiration d'un lobe (le plus souvent le gauche). Sur presque tous les malades et pendant un ou plusieurs jours j'ai entendu, au moment de l'inspiration, le *râle crépitant*.

A cette époque, la toux est plus fréquente, mais toujours elle est petite, sèche et quelquefois quinteuse. Le flanc s'accélère et les symptômes d'adynamie augmentent d'intensité. *Le malade, fortement prostré, change à chaque instant la position de ses membres, surtout des postérieurs qui se soulèvent alternativement et se reposent chacun leur tour.* Il appuie souvent la tête au fond de l'auge, et reste ainsi plongé dans la stupeur, sans beaucoup s'inquiéter de ce qui se passe autour de lui. Le cœur bat avec force. Le jetage rouillé, jaunâtre qui caractérise les pneumonies franches, manque souvent; quelquefois il est remplacé par un jetage blanc muco-purulent. La bouche est sèche et chaude, la langue de couleur grisâtre, est bordée de rouge. Le ventre est rétracté, plus ou moins douloureux. Sur certains malades l'anorexie est complète; il y a refus absolu pour les aliments solides et liquides. D'autres, au contraire, mangent très-lentement, il est vrai, et boivent jusqu'au moment de l'agonie.

Marche. Le vésicatoire qu'on place dès le début, ou mieux le premier jour de l'entrée des malades à l'infirmerie, ne prend pas ou prend mal et très-lentement. D'autres fois, au contraire, il produit promptement un engorgement considérable. Il en est de même des sétons : leur application est souvent suivie d'hémorrhagies passives que l'on arrête difficilement. J'ai vu, sur un cheval, ces hémorrhagies recommencer pendant quatre jours de suite. Le pus qui accompagne ces exutoires se forme avec une extrême lenteur et reste longtemps fluide, mal lié et très-odorant. Bien des fois j'ai constaté que les vésicatoires et les sétons restent secs, sans engorgement, pendant six ou sept jours ; puis, la réaction survenant, ils sont suivis brusquement d'un œdème énorme.

A l'auscultation de la cavité thoracique on perçoit une grande faiblesse du murmure vésiculaire dans le poumon malade, et une respiration forte, supplémentaire dans le poumon sain. *Dans un sixième de cas, cette faiblesse persiste jusqu'à la résolution, sans être accompagnée du bruit de souffle*. Ainsi, la pneumonie ne suit pas toujours sa marche ascendante et n'arrive pas nécessairement au degré de l'hépatisation, soit à cause de l'anémie existante, soit que l'hypérémie qui envahit également les autres tissus, révulse et arrête celle qui a lieu dans l'organe central de la respiration. Mais ces cas sont exceptionnels ; car dans les cinq sixièmes des faits que j'ai recueillis pendant l'épizootie de 1854, l'absence complète du murmure vésiculaire a succédé à la faiblesse de la respiration et au râle crépitant, et a été dévoilée par la matité et le *souffle tubaire*. Ce bruit sec, rude, facile à distinguer pendant l'inspiration et l'expiration au niveau des parties malades, n'a pas été perçu avant le troisième jour, ni au-delà du sixième de l'invasion de la pneumonie. Sa durée a varié depuis un jusqu'à sept jours, et a eu parfois une marche intermittente.

En même temps que l'on perçoit le bruit de souffle, on entend aux cavités nasales le râle muqueux, râle qui n'offre rien de caractéristique, puisqu'il existe également dans la bronchite, la pleurésie et la pleuropneumonie, et que j'ai entendu parfois pendant sept jours consécutifs.

Le flanc est accéléré (30 à 50 respirations par minute), le pouls s'affaiblit de plus en plus, s'efface et devient parfois inexplorable. Les bruits du cœur acquièrent plus de force et sont accompagnés assez souvent d'un bruit de soufflet ou d'un tintement métallique. Je n'ai pas vu de diarrhée ; les matières fécales étaient odorantes, quelquefois molles ; le plus souvent moulées, dures et enveloppées d'un mucus glaireux.

Si on presse les parois abdominales, on détermine quelquefois de la douleur ; si on ausculte l'hypocondre droit, on entend un gargouillement prolongé et sonore qui gêne passablement l'auscultation à droite.

La tristesse va en augmentant. Les reins sont rarement flexibles à cette période ; presque toujours ils sont raides et insensibles à la pression des doigts. Lorsque l'appétit est conservé, le cheval n'a souvent pas la force de soulever la tête pour saisir le foin dans le râtelier, et on est obligé de le placer sur la mangeoire ; alors il en prend une bouchée, la garde quelquefois dans la bouche, paraissant oublier qu'il tient quelque chose entre les dents. Le jeu des mâchoires s'opère avec une lenteur désespérante, et il faut toujours un temps très-long pour achever, quelquefois incomplétement, un faible repas.

Les muscles sont flasques, mous, sans énergie. Le tissu cellulaire est crépitant.

Un praticien distingué, M. Garreau, a donné, comme signe pathognomonique de la paraplégie des bêtes à cornes, la flaccidité de la queue, le peu de résistance que cet appendice oppose lorsqu'on le relève. Eh bien, ce symptôme existe aussi dans l'affection typhoïde, et peut à lui seul donner la mesure de la prostration.

Sur quelques malades, la faiblesse musculaire est portée aux dernières limites : *le cheval, en effet, se balance sur place comme un homme ivre ; il menace à chaque instant de tomber ; la croupe suit le mouvement de la pesanteur, s'abandonne à droite ou à gauche, et il faut un effort prompt, brusque, pour rétablir l'équilibre en reprenant la station forcée.*

D'autres sont tellement faibles qu'ils demeurent, depuis le début jusqu'à leur mort, étendus sur la litière, incapables de se tenir debout.

Lorsque la pneumonie typhoïde doit avoir une issue funeste, tous les symptômes s'aggravent. La vue s'affaiblit, les pupilles se dilatent au point d'occuper la moitié de l'iris. Le facies prend une expression cadavérique. Le malade répand une odeur infecte ; l'anus est béant ; la peau, de brûlante qu'elle était, devient froide et se couvre de sueur. Les œdèmes disparaissent. Souvent le malade se laisse tomber sur le sol et a beaucoup de peine pour se relever, ce qui est un mauvais signe. On le voit employer toutes ses forces pour se tenir dans la station forcée ; instinctivement, il écarte les membres pour élargir la base de sustentation et mieux se tenir en équilibre. Dans cette position, le corps se balance sur place jusqu'à ce que, complétement épuisé, il se laisse tomber lourdement par son propre poids. Au lieu de mourir subitement, comme dans les pneumonies franches, il reste *paralysé* sur la litière, les membres postérieurs étendus et meurt plusieurs heures après sa chute. Aussitôt la dernière convulsion finie, il s'écoule par les narines un litre environ de sang noir spumeux.

Si la terminaison doit être heureuse, la maladie parcourt ses périodes et s'annonce par des symptômes beaucoup moins alarmants. Lorsque la résolution survient, on remarque d'abord une diminution dans la stupeur : le facies devient moins inquiétant ; le malade prend mieux ses boissons et l'appétit revient ou s'améliore. Dans le poumon, le bruit de souffle perd de sa rudesse, disparaît dans les régions supérieures et se fait entendre un peu plus bas. Au bout de deux ou trois jours, rarement plus, et après s'être affaibli successivement, il est remplacé quelquefois par une légère crépitation, *le plus souvent par un bruit normal excessivement faible.* En même temps, le murmure respiratoire devient moins supplémentaire dans le lobe sain, puis il s'affaiblit. *Je considère cette faiblesse de la respiration comme un signe de bon augure, annonçant toujours la résolution de la pneumonie.*

Alors l'œdème des révulsifs qui était resté jusque-là insti-

gnifiant, prend tout à coup des proportions considérables. Et ce développement subit coïncide toujours, à cette époque, avec la disparition du souffle bronchique, et avec un ralentissement très-prononcé des mouvements respiratoires.

Tels sont les caractères des cas bien tranchés de la forme thoracique que j'ai étudiés surtout à l'époque de la guerre de Crimée. Évidemment, si l'adynamie était toujours aussi accusée, si la fièvre typhoïde présentait constamment cette physionomie propre, tout le monde serait d'accord sur sa nature. Mais il n'en est pas toujours ainsi, et dans toutes les épizooties, à côté d'une forme grave, plus grave que dans les cas isolés, se présente heureusement une forme bénigne qui cède promptement à une médication peu énergique.

Ainsi, il y a des malades qui offrent peu ou point de stupeur. Ils arrivent à la visite, la tête haute et paraissent jouir d'une gaîté factice. L'appétit est généralement conservé. A la moindre pression des reins, la colonne vertébrale fléchit brusquement, symptôme qui persiste pendant toute la durée de l'affection. C'est surtout sur ces chevaux que la pneumonie s'arrête au premier degré d'altération. On la reconnaît à la toux, à l'accélération du flanc et à la faiblesse du murmure vésiculaire dans un des lobes du poumon. Quelquefois cependant il survient tout à coup une aggravation dans les symptômes, et alors on voit se dérouler tous les accidents dont il a été question plus haut.

Pleuropneumonie (1). — La plupart des symptômes généraux déjà indiqués dans les descriptions qui précèdent, se font aussi remarquer dans la pleuropneumonie. Je ne les répéterai pas. Je dirai seulement que cette double affection de poitrine offre à l'auscultation des signes beaucoup plus constants que ceux de la pneumonie.

La pleuropneumonie typhoïde a un début tout aussi

---

(1) Ce que je dirai ici de la complication pleurale me dispensera de décrire séparément la pleurite typhoïde.

obscur que celui de la pneumonie. Elle ne s'annonce qu'après plusieurs jours de faiblesse et comme complication d'une maladie générale.

Si, à l'époque de l'invasion, on ausculte la cavité thoracique, on trouve que le murmure respiratoire est confus dans presque toute l'étendue auscultable du poumon. Le lendemain ou le surlendemain, la faiblesse de la respiration se dessine dans une portion de l'organe pulmonaire où l'on constate, dans quelques cas, le râle crépitant. Dans les portions saines de l'organe, le murmure est supplémentaire. Le flanc bat vingt-cinq à trente fois par minute ; mais il ne tarde pas à s'élever aux chiffres de cinquante, soixante et même dans les derniers moments à soixante-dix.

Le pouls est petit, serré, vite (de 80 à 110); l'artère est plus ou moins tendue. Une chose que j'ai observée bien des fois, et qui a été signalée par M. le professeur H. Bouley, c'est que le pouls exploré d'un côté est quelquefois effacé, inexplorable, tandis que du côté opposé on le sent très-bien. La peau est brûlante surtout aux parois thoraciques, tandis que les oreilles et les extrémités sont froides. Il y a constipation, et les malades expulsent des gaz odorants.

C'est vers le troisième jour en moyenne de l'invasion apparente, que j'ai entendu au niveau du tiers inférieur du thorax, le souffle tubaire dans le poumon malade. Ce bruit s'est fait percevoir depuis un jusqu'à onze jours ; il a été observé sur tous les malades, excepté sur celui chez lequel la gangrène s'est mise aux sétons. Il y a donc cette différence que, dans la pleuropneumonie, le souffle bronchique est un symptôme plus constant et dure plus longtemps que dans la pneumonie typhoïde. De même que dans cette dernière affection, le râle dont il s'agit se fait entendre pendant l'inspiration et l'expiration. Plus fort bien souvent dans le premier temps que dans le second, son timbre finit quelquefois par être plus sonore au moment de l'expiration.

Au-dessus du bruit de souffle, la respiration est ordinairement affaiblie dans un rayon plus ou moins étendu. Dans le poumon sain, le murmure vésiculaire est fort, bruyant, excepté au fond du thorax où se forme l'épanchement pleural et où l'oreille ne saisit aucun bruit.

C'est surtout dans la pleuropneumonie typhoïde que l'on voit fréquemment des paroxysmes et des rémissions dont il sera question plus loin. C'est encore dans cette affection que j'ai observé des pustules d'ecthyma aux lèvres et au menton, et une affection herpétique à la tête et aux épaules.

Plusieurs auteurs ont avancé que dans les maladies typhoïdes, les juments pleines avortent presque toujours. Cet accident n'a été observé qu'une seule fois pendant l'épizootie de 1854. Un fœtus a été trouvé dans la matrice à l'autopsie d'une jument. Une troisième a eu une parturition contre nature à la suite de laquelle il est survenu une métro-péritonite dont nous avons triomphé (1).

Pendant plusieurs jours, les symptômes de la pleuropneumonie s'aggravent encore ; le pouls devient plus petit, filiforme ; les battements du cœur semblent redoubler d'énergie. Les naseaux se dilatent ; la tristesse et la prostration augmentent. Le souffle tubaire s'entend beaucoup plus haut, ou bien reste stationnaire dans les mêmes points. L'épanchement fait des progrès et est décelé, comme dans la pleuropneumonie franche, par l'absence complète de la respiration et par le bruit de frottement.

Les mouvements du flanc sont précipités, étendus et ébranlent tout le corps. A chaque respiration, le ventre se soulève de bas en haut et imprime un mouvement plus ou moins prononcé à la colonne vertébrale. L'œil est fixe, brillant, humide ; la pupille est énormément dilatée ; la paupière supérieure relevée fait paraître le globe plus grand et permet de voir le blanc de la sclérotique. Les

---

(1) C'est la jument *Matamore*, 5858, atteinte de la forme thoracique, pendant l'épizootie, et qui a eu la parturition dont il s'agit le 19 avril 1855.

naseaux, largement ouverts, laissent parfois échapper par ondées un jetage purulent.

Si on ausculte les cavités nasales, on entend le râle muqueux et souvent, à cette période, un bruit particulier simulant assez la chute d'une goutte d'eau (*bruit de gouttelette*). Ce bruit décrit par M. Saint-Cyr en 1859, et dont M. Liautard a donné une explication peu satisfaisante, est connu depuis longtemps dans l'armée. Pour mon compte, je l'ai observé bien souvent et l'ai signalé, il y a plus de neuf ans, dans un Mémoire envoyé au ministre de la guerre (1). Ce bruit n'est autre chose, en effet, que le *râle muqueux à grosses bulles*, de Delafond, et peut être comparé, d'après ce savant professeur, à une soupape qui, étant élevée, se ferme en produisant un petit claquement sourd. Cette explication vaut mieux que celle de M. Liautard et me paraît préférable à celle que donne M. Saint-Cyr, qui compare ce bruit à celui que l'on obtient en détachant vivement la langue du palais.

A cette époque, le facies exprime une anxiété d'autant plus grande que l'épanchement est plus considérable et l'asphyxie plus imminente. La conjonctive est infiltrée et offre une teinte livide. L'engorgement des révulsifs, les œdèmes des extrémités disparaissent brusquement, ce qui met les malades à l'agonie.

J'ai vu bien souvent des chevaux, dont la soif était nulle aux autres périodes, boire un plein seau d'eau blanche, la veille de la mort. La soif, coïncidant avec les symptômes alarmants que je relate, est donc ici un mauvais signe pour le pronostic.

C'est à ce moment que les symptômes d'asphyxie se

---

(1) Voici comment je m'exprimais : « En appliquant l'oreille sous la « trachée ou à l'orifice nasal, on entend distinctement le râle mu- « queux, bruit particulier *simulant assez la chute d'une goutte d'eau*. « Il y a des praticiens (et mon vétérinaire en premier était de ce nom- « bre) qui considèrent ce bruit comme un symptôme pathognomoni- « que de l'épanchement pleural. C'est une grande erreur. Le râle mu- « queux caractérise seulement la présence de mucosités bronchiques « et appartient à plusieurs maladies graves du thorax et des voies res- « piratoires. »

montrent ; le malade emploie toutes ses forces pour se maintenir debout; il s'appuie sur le bat-flancs ou contre le mur ; il se laisse tomber parfois sur la litière et se relève immédiatement couvert d'une sueur froide. Enfin, il écume, tombe une dernière fois et meurt subitement asphyxié, lorsque l'épanchement est considérable ; il reste paralysé plusieurs heures sur le sol, avant de mourir, si la sérosité épanchée n'est pas en grande quantité.

Dans le cours d'une pleuropneumonie, qu'elle soit ou non typhoïde, la chute des malades sur le sol est toujours un symptôme grave, puisqu'elle prouve l'affaissement des forces et la difficulté de la respiration. C'est presque toujours un signe mortel dans les affections typhoïdes ; il n'en est pas tout à fait de même dans les maladies franches de poitrine.

Lorsque la double maladie du thorax se termine par la résolution, le facies s'améliore. Le malade achève ses légers barbotages, il est moins triste ; la respiration se ralentit, le souffle bronchique devient moins rude, puis disparaît et à sa place l'oreille ne saisit aucun bruit. Ce n'est qu'un ou deux jours après que l'on entend une respiration très-faible. De rare qu'elle était, l'urine devient abondante et perd son acidité. Les membres, le fourreau s'engorgent plus ou moins, ce qui dénote la résolution de l'épanchement pleural. Les reins fléchissent très-légèrement. Peu à peu les forces reviennent, le facies perd son expression typhoïde, et les fonctions reprennent leur rhythme normal.

Tels sont, brièvement esquissés, les symptômes de la forme thoracique. Au premier abord, on pensera peut-être que les signes fournis par l'auscultation du thorax sont à peu près les mêmes que ceux décelés par les maladies de poitrine franchement inflammatoires. Il y a pourtant des différences qu'il importe de faire connaître et que voici :

Dans la diathèse typhoïde, le râle crépitant manque quelquefois, et lorsqu'il existe, il m'a paru plus faible que dans la pneumonie franche.

J'ai dit que le souffle tubaire n'a pas été perçu sur un

sixième des malades; j'ajoute que bien des fois ce bruit m'a paru d'une grande faiblesse, et pour le percevoir distinctement, j'étais obligé d'attendre le soir, pendant le repos de la nuit, afin de bien le saisir. Son absence a été remarquée, non-seulement dans quelques cas de forme bénigne, mais encore sur des sujets qui ont succombé, ce qui a été cause, soit dit en passant, de plus d'une erreur de la part de praticiens qui n'avaient pas fait de cette maladie une étude suffisante.

Si le timbre du souffle bronchique m'a paru plus faible, je dois aussi faire remarquer que je l'ai entendu très-longtemps, surtout dans la pleuropneumonie, ce qu'il faut attribuer à la marche plus lente de l'affection.

L'hépatisation étant souvent peu étendue, et presque toujours limitée à une portion assez circonscrite de l'organe pulmonaire, il en résulte que le bruit de souffle que l'on perçoit à l'auscultation, dépasse rarement le niveau de la moitié du thorax.

Toutes ces différences ne seraient peut-être pas suffisantes pour discerner sur le vivant la véritable nature de la maladie, si une prostration des forces vraiment extraordinaire n'accompagnait les symptômes fournis par la cage thoracique. Cette prostration est bien plus grande dans les maladies typhoïdes épizootiques que dans les cas isolés qui se présentent de temps en temps dans les régiments de cavalerie et ailleurs. J'ai vu des malades épuisés se tenir à peine debout; les cordes tendineuses étaient relâchées, les boulets prenaient presque un point d'appui sur le sol. Quelques-uns se couchaient pour mieux se reposer, malgré la gêne de la respiration, et la douleur produite sur les régions de la peau couvertes par des vésicatoires ou des sinapismes.

À ces symptômes caractéristiques, il faut ajouter ceux fournis par le tube digestif et qui ont, à mes yeux, une grande importance sous le rapport du diagnostic. Ainsi, la chaleur et la sécheresse de la bouche, les fuliginosités de la langue toujours bordée de rouge; la sensibilité du ventre, les borborygmes qui se perçoivent jusque derrière le coude droit ; enfin, la dilatation de l'anus et les mucosités qui recouvrent les matières fécales ne laissent aucun doute sur la participation de la muqueuse intestinale à cet état morbide si grave.

Ensuite, où a-t-on vu des maladies franches de poitrine se terminer par des paraplégies, comme dans la fièvre typhoïde ? Ce symptôme, joint à l'état du sang, à la stupeur généralement grande, à la dilatation des pupilles et à un début obscur, insidieux, ne permet pas de confondre la forme thoracique que je viens de décrire, avec les maladies de poitrine franchement inflammatoires.

FORME ATAXIQUE.

(Vertige abdominal. — Fièvre jaune. — Mal d'Espagne.)

Il y a sans doute quelque témérité de ma part à vouloir considérer une des formes du vertige abdominal comme une fièvre typhoïde ataxique, et mon opinion sur ce sujet semblera bien hasardée. Elle n'est pas neuve toutefois, et pour le démontrer, il me suffira de rappeler les diverses dénominations que le vertige a reçues.

Gohier, en effet, appelle cette maladie *fièvre bilieuse*. Volpi lui a donné le nom de *fièvre pernicieuse*. D'autres encore l'ont désignée sous celui de *fièvre maligne, fièvre putride*, etc.

On sait que Dupuy, trouvant des rougeurs soi-disant inflammatoires dans l'estomac, l'intestin, le cœur, le péricarde, les artères et les veines, a considéré comme vertigineuse la célèbre épizootie de 1825. — Dans ses écrits, Vatel reconnaît une gastro-entérite vertigineuse. — Leyrat admet également que le vertige peut compliquer la gastro-hépatique et la gastro-entérite.

M. Déhan, après avoir fait des autopsies minutieuses en présence de Derrier et Dubroca, et avoir trouvé un caractère typhoïde à l'épizootie vertigineuse qu'il a décrite, a cru pouvoir porter le diagnostic suivant qui est à lui seul une révélation : gastro-entéro-hépato-méningite rachidienne. Et plus loin, il ajoute : « Ce raisonnement n'étonnera ni les médecins ni les vétérinaires qui ont suivi « *certains typhus*, et qui ont assisté aux ouvertures d'individus morts de cette inexplicable affection. »

On lit dans le *Compte-rendu des travaux de l'École de Lyon* (1836-1837) : « Il est une maladie désastreuse pour les chevaux à laquelle, faute de connaissances bien positives sur sa nature et son siége, on conserve encore le nom d'un de ses symptômes ordinaires : nous voulons parler du vertige, qui mérite bien de faire le sujet d'études approfondies de la part de bons observateurs. N'est-on pas fondé à dire qu'il commence tantôt par un trouble de la digestion avec plénitude de l'estomac, tantôt par une irritation phlegmasique de l'estomac seule ou réunie à celle du premier intestin, avec ou sans trouble des fonctions du foie, tantôt par l'irritation directe aiguë ou chronique des méninges ou du cerveau, *tantôt enfin par une fièvre ataxo-adynamique essentielle* résultant de l'épuisement des forces par l'excès du travail sous l'influence du froid. »

M. Genée n'exprime-t-il pas la même idée lorsqu'il considère le vertige comme un symptôme de *gastro-entérite typhoïde?*

Ces quelques citations prouvent qu'à diverses époques, une des formes du vertige a été appréciée au même point de vue que nous. Nous croyons donc que le moment est venu, sinon d'abandonner complétement une dénomination applicable à plusieurs maladies, du moins d'ajouter au mot si expressif de vertige l'épithète de typhoïde, lorsque à l'autopsie on trouve les lésions que nous allons bientôt résumer.

Avant la publication du traité de Gilbert, on ne reconnaissait qu'un seul vertige, celui qui a son siége primitif dans les organes que renferme le crâne. Gilbert fit faire un pas en avant en prouvant que les principales altérations pathologiques occasionnées par la maladie se trouvaient dans les organes digestifs. Mais il commit une erreur en affirmant que le vertige symptomatique était toujours déterminé par une indigestion prolongée.

Cet accident est, à mon avis, moins fréquent qu'on ne pense : je ne l'ai rencontré que rarement. M. Mouchot qui exerce en Lorraine, où le vertigo est très-fréquent, n'a jamais trouvé d'indigestion qu'une seule fois.

Il n'y avait pas d'indigestion dit encore M. Déhan dans son mémoire ; et M. Lafosse n'en rapporte qu'un exemple.

Du reste, il n'y aurait rien d'étonnant de trouver parfois des aliments dans l'estomac à l'autopsie de chevaux morts de fièvre ataxique. Quelques-uns, en effet, quoique malades depuis plusieurs jours, mangent jusqu'au développement des symptômes nerveux et quelquefois sans en avoir conscience. Mais, dans ces circonstances, on ne peut pas considérer les quelques matières incomplétement chymifiées qu'on trouve dans l'estomac, comme constituant de véritables indigestions. Celles-ci ont été cependant observées par plusieurs auteurs et ne peuvent être mises en doute. J'en ai recueilli moi-même un exemple remarquable : sur un cheval que j'ai soigné à l'auberge du Chêne, à Colmar, j'ai trouvé l'estomac tellement développé par les matières alimentaires qu'il pouvait être comparé à la panse des ruminants. Mais, ici encore, je crois que l'indigestion doit être considérée plutôt comme effet que comme cause de l'affection vertigineuse ; car, sur ce même cheval, il y avait une pneumonie purulente et une altération manifeste du fluide sanguin, qui ont dû préexister à la plénitude de l'estomac. S'il en était autrement, si réellement le vertige abdominal était une simple indigestion, comment comprendre ces signes avant-coureurs qui précèdent la maladie pendant quinze jours, trois semaines et plus ? Comment expliquer ces paroxysmes, ces rémissions que l'on observe constamment, ainsi que le caractère ulcéreux que revètent parfois des blessures insignifiantes ? Et puis, ne serait-il pas étrange de voir une indigestion régner à l'état épizootique, attaquer successivement tous les chevaux d'une ferme et se propager dans un rayon plus ou moins étendu, comme se propagent les maladies contagieuses?

Cela est-il possible? je ne le pense pas.

Si, au contraire, on considère cette affection comme typhoïde par sa nature, alors tout s'explique. On comprend que le sang altéré exerce une action stupéfiante sur le système nerveux, et détermine la paralysie de la tunique musculeuse de l'estomac. On comprend encore pourquoi dans des épizooties dites vertigineuses, on trouve, comme MM. Aubry et Mouchot, deux formes à la maladie, l'une adynamique, l'autre ataxique, sans compter la complication ou la forme thoracique qu'on rencontre assez souvent.

Le vertige typhoïde donne une explication satisfaisante du diagnostic porté par M. Déhan et que j'ai fait connaître au commencement de cet article. Il fait comprendre l'affection décrite par M. Lafosse sous le nom de : « maladie « du sang ayant de l'analogie avec les affections verti- « gineuses. » Enfin, il donne la clef des idées de Dupuy, de Girard père sur l'épizootie de 1825.

Au surplus, quelques mots sur les lésions trouvées à l'autopsie des chevaux vertigineux, comparées avec celles que laisse la fièvre typhoïde de l'homme, compléteront mieux ma pensée et achèveront, je l'espère, ma démonstration.

Lésions du vertige abdominal.	**Lésions de la fièvre typhoïde.**
Les glandes de Peyer et de Brunner sont très-développées (M. Genée). — Elles sont saillantes, gonflées et d'une teinte jaunâtre (M. Mouchot). — Il est aisé de constater que les points correspondants aux ecchymoses du péritoine se distinguent par une nuance plus foncée; ils ont pres-	*Premier degré.* — Les plaques de Peyer s'hypertrophient; elles deviennent plus visibles et plus saillantes sur la muqueuse; leurs dépressions semblent se creuser davantage, et leurs grains acquièrent un volume supérieur à l'état normal (M. Colin).

que tous pour centre une plaque de Peyer, dont les glandules sont évidemment hypertrophiées. Nous avouons, du reste, n'avoir pu nous assurer s'il y avait là ulcération ; mais il y avait une injection et une augmentation de volume dans la muqueuse recouvrant les glandes de Peyer, même pour des yeux les moins prévenus (M. Aubry).

Il y a hypertrophie des ganglions lymphatiques du mésentère, dont la couleur varie du jaune au noir (les mêmes observateurs).

L'intestin grêle, débarrassé par le lavage du liquide épais qui le baigne, offre souvent une hypérémie, des ecchymoses et quelquefois, d'après M. Lafosse, une hypertrophie des follicules muqueux.

La muqueuse du cœcum a un aspect plombé et présente de nombreux pointillements noirâtres surtout à la pointe. Les bosselures du côlon sont quelquefois remplies de masses stercorales dures, desséchées et *souvent recouvertes d'un sang noir produit par la transsudation de la membrane interne* (M. Déhan).

Dans tout vertige symptomatique, le sang est altéré : il est noir, poisseux, diffluent et tache sur le cadavre l'intérieur des vaisseaux (M. H. Bouley, *Recueil*, 1848).

Foie, reins, cœur, muscles, cerveau et membrane charnue de l'intestin, ramollis, friables, faciles à déchirer (MM. Mouchot, Aubry, etc.).

Les ganglions lymphatiques sont augmentés de volume ; leur couleur varie du rose tendre au rouge foncé ; ils sont ramollis et friables (M. Grisolle).

La membrane muqueuse de l'intestin grêle présente une coloration grise ou ardoisée, suite probable de l'injection qui a existé à une période moins avancée (M. Grisolle).

Le sang, devenu moins plastique, s'exhale à la surface des muqueuses (M. Colin). — Il y a une infiltration sanguine du tissu cellulaire sous-muqueux (MM. Chomel et Genest).

J'ai vu, dit M. Grisolle, une imbibition générale ou partielle des membranes.

Sang diffluent, caillebotté, sirupeux (M. Bouillaud).

Foie, reins, cœur, cerveau et membrane charnue de l'intestin, offrant souvent un certain degré de ramollissement (M. Grisolle).

Telles sont les lésions qui me font admettre un vertige typhoïde.

Début. De même que pour la pneumonie typhoïde, le début du vertige est toujours insidieux sur le cheval de troupe.

Le pouls est petit, vite ; les battements du cœur se perçoivent facilement. La bouche est chaude, sèche ; la langue grisâtre ou fuligineuse ; l'appétit presque nul. Les malades jouent en quelque sorte avec le barbotage, trempent les lèvres et n'aspirent rien. Ils sont tristes au bout de leur chaine, bâillant souvent, et l'on remarque quelques mouvements nerveux à la lèvre inférieure. A la pression, le ventre ne paraît pas toujours douloureux. Les reins, quelquefois très-flexibles, sont le plus souvent raides. La constipation est généralement opiniâtre. De temps en temps, les chevaux font des efforts expulsifs sans arriver à aucun résultat. Si, à l'aide de lavements, on parvient à réveiller les contractions de la muqueuse rectale, alors on voit rendre une grande quantité de matières fécales sèches, moulées, dures et quelquefois noirâtres ou coiffées. D'autres fois, les malades gardent les lavements, ou bien les expulsent sans entrainer le moindre crottin. La conjonctive est presque toujours jaunâtre ; la pituitaire et la membrane buccale reflètent la même teinte. Il en est de même du tissu cellulaire, ainsi qu'on peut s'en apercevoir en plaçant un séton.

L'état comateux est déjà prononcé : les pupilles sont dilatées et la face grippée a une expression particulière, étrange. La prostration est extrême : les malades chancellent sur leurs membres. Le plus souvent, ils conservent la station forcée et si on lève un membre, ils se tiennent difficilement sur les trois autres extrémités.

Souvent, la maladie se complique d'une pneumonie qu'on a attribuée à tort à l'administration des breuvages. Cette complication est assez difficile à diagnostiquer, car la toux et les râles caractéristiques de l'inflammation du poumon manquent souvent. On la soupçonne à la faiblesse du murmure respiratoire dans les parties inférieures et antérieures des lobes pulmonaires. Cette pneumonie, généralement peu étendue, *précède quelquefois les symptômes cérébraux*, et reste limitée aux parties déclives du poumon où elle se termine presque constamment par gangrène.

C'est dans la forme cérébro-spinale que les sens sont le plus pervertis, et que l'on voit surtout prédominer les symptômes nerveux. Si la complication envahit l'encéphale, alors les malades sont en proie à un délire furieux; si c'est la moelle épinière, on constate des soubresauts, des convulsions et même des raideurs tétaniques.

Marche. La première période dure depuis quelques heures jusqu'à trois ou quatre jours. Je n'ai jamais vu, sur le cheval de troupe, les symptômes vertigineux survenir dans les douze premières heures. En moyenne, je les ai observés trente-six heures après l'invasion apparente. Jusqu'à l'époque de leur apparition, on ne voit que les signes d'une maladie générale, qu'une affection typhoïde en un mot, et le diagnostic est alors incertain. On peut bien soupçonner la forme cérébrale à certaines tendances de l'animal, il n'est guère possible de la diagnostiquer d'une manière positive, surtout à l'état sporadique. Il faut donc attendre, pour se prononcer, que les symptômes nerveux aient fait leur apparition.

Le premier signe qui permet de porter un diagnostic certain, c'est la tendance du malade à pousser en avant. Si . en effet, on le fait sortir de l'écurie pour mieux l'examiner, on a de la peine à l'arrêter et à le maintenir au repos. Poussé par une force irrésistible, le cheval marche et entraîne souvent son conducteur. Ce n'est que plus tard que la même tendance se manifeste à l'écurie.

Tantôt le malade porte la tête basse au point de flairer la litière, tantôt il la place dans la mangeoire appliquée ou non contre le mur de face. Il conserve longtemps, sans se déranger, l'une ou l'autre de ces positions.

D'autres fois, il se place de travers dans sa stalle, tire

sur sa chaîne d'attache, renverse sa tête dans l'auge en prenant un point d'appui sur une joue.

Il y a souvent des contractions spasmodiques à la lèvre inférieure. Les mâchoires sont serrées comme dans le tétanos, surtout pendant les paroxysmes.

Si l'accès arrive pendant le repos à l'écurie, le cheval, en proie à un délire furieux, pousse au mur avec une puissance telle qu'il brise les cloisons, rompt son licol et se fait à la tête de nombreuses excoriations. Quelquefois il se cabre, se jette comme un fou en avant, lance ses pieds sur la mangeoire et reste quelques minutes dans cette position. Si, au contraire, il est attaché à un poteau ou au piquet, il tourne jusqu'à ce qu'il tombe épuisé.

Alors les sens sont complétement anéantis. Les malades ne voient ni n'entendent ; ils sont insensibles aux mouches et même aux piqûres du bistouri. Libres, ils marchent en zig-zag, chancellent et se heurtent contre tous les obstacles qu'ils rencontrent. A l'écurie, ils appuient le poitrail contre la mangeoire, la tête contre la cloison ou le bas du râtelier et déchargent ainsi les membres d'un poids considérable.

De temps en temps, ils ont des accès frénétiques ; ils poussent en avant avec fureur, brisent la longe et tombent sur le sol la tête fortement encapuchonnée. C'est à ce moment que l'on constate une véritable raideur tétanique des muscles de l'encolure. D'autres fois, ils prennent le décubitus costal et restent dans cette position, les membres étendus, raides, presque sans mouvement. On dirait des cadavres. Alors le pouls est faible, lent (24 à 25 pulsations par minute) ; la respiration est également excessivement lente (6 à 7 mouvements par minute). La température de la peau s'abaisse considérablement. Les paupières sont fermées, tuméfiées et excoriées.

Il n'est guère possible de les faire sortir de leur torpeur, même en les excitant avec un fouet.

Quelques heures plus tard, lorsque la terminaison doit être heureuse, les malades lèvent la tête, regardent le flanc, se placent sur le sternum et se relèvent seuls au grand étonnement des propriétaires eux-mêmes. En reprenant la station, ils s'appuient souvent sur les boulets et restent quelques secondes dans cette position ; puis, par un second effort, ils redressent ces rayons osseux et se mettent en équilibre.

Les accès sont plus ou moins nombreux. Un seul suffit quelquefois pour enlever le malade. Le plus souvent il y en a plusieurs et, dans cet état, le cheval est dangereux : si on veut éviter des accidents, il faut avoir soin de l'attacher solidement avec un bon licol de force.

A cette période voisine de la mort, le malade tombe dans le coma, se refroidit promptement et succombe dans un état d'insensibilité à peu près complète. D'autres fois, au contraire, il se débat, s'agite beaucoup sans pouvoir se relever (paralysie incomplète) et meurt en proie à de vives douleurs.

Lorsque l'affection dont il s'agit n'a pas une terminaison funeste immédiate, il peut arriver deux choses : ou bien après la purgation, tous les symptômes disparaissent et les fonctions reprennent leur état physiologique, la guérison est radicale (je possède quelques exemples de ces guérisons) ; ou bien les désordres produits dans les centres nerveux ont été si profonds, qu'ils laissent des traces indélébiles, et les malades vivent, mais paraissent idiots ou immobiles.

Alors les mouvements s'opèrent avec une extrême lenteur. A l'écurie, les membres antérieurs sont généralement écartés ; de temps en temps, ils se croisent ou se placent sur une même ligne parallèle au grand axe. La tête est basse ; les malades mangent plus volontiers la litière que le foin placé dans le râtelier. Pour saisir celui-ci, ils lèvent lentement la tête, saisissent une bouchée qu'ils mâchent avec une extrême lenteur, et quelquefois la laissent tomber sans en avoir conscience.

Ils maigrissent considérablement. La peau reste froide, le pouls lent et le flanc bat 9 à 10 fois par minute. Les pupilles sont toujours dilatées et l'appétit est souvent capricieux.

A cette époque, il survient souvent des coliques d'indigestion. L'œil est enfoncé dans l'orbite, la conjonctive offre une teinte rouge-clair, comme si le sang était répandu en nappe sous l'épithélium. Le pouls est petit, intermittent. Pour se coucher, le malade fléchit, baisse la colonne vertébrale et reste ainsi quelque temps sans déplacer ses membres ; puis, il rapproche sous le centre de gravité le bipède postérieur toujours fléchi, croise les membres thoraciques, les fléchit à leur tour et se laisse tomber sur la litière les membres repliés sous lui. Ainsi, le sujet se couche en trois temps bien marqués, séparés par un intervalle assez long.

Pour se relever, il étend en avant ses membres antérieurs, soulève l'avant-main et reste encore là quelques instants ; ensuite et par un effort assez grand, il lève l'arrière-main et reprend la station debout.

Les coliques se renouvellent souvent, jusqu'au moment de la réforme et de la vente, époque à laquelle nous les perdons de vue.

Telle est la forme ataxique dite vertigineuse.

Outre les symptômes nerveux que je viens de relater brièvement, il y a très-souvent, dans les maladies typhoïdes, des convulsions, des soubresauts avec ou sans vertige.

Quelle que soit la forme de l'affection typhoïde, qu'elle soit abdominale ou thoracique, on constate souvent dans les muscles des secousses brusques, involontaires et de courte durée. Quelquefois, les soubresauts se traduisent par un abaissement subit de toute la colonne vertébrale. D'autres fois, ce sont les reins et la croupe qui s'abaissent et se relèvent brusquement. D'autres fois encore, ce sont les muscles fléchisseurs d'un ou plusieurs membres qui se contractent comme à la suite d'une décharge électrique.

Des tremblements partiels se font remarquer fréquemment aux lèvres, à l'olécrâne et dans la région du grasset.

Sur plusieurs chevaux, j'ai observé une raideur tétanique dans les muscles du cou, des mâchoires et des oreilles.

Sur un malade atteint d'une pleuro-pneumonie, j'ai vu le septième jour survenir le tétanos; cette complication a été également observée par M. Hatin pendant la convalescence d'une maladie de poitrine (*Recueil d'hygiène vétérinaire militaire*).

Toutes ces perversions de la contraction musculaire, conséquences d'une lésion du système nerveux cérébro-spinal, sont souvent suivies, dans les maladies typhoïdes, de l'abolition plus ou moins complète du mouvement et du sentiment (paralysies).

FORME MUQUEUSE.

Chaque fois qu'une épizootie typhoïde règne dans un régiment, on voit un grand nombre de chevaux présenter les symptômes d'une phlegmasie adynamique des muqueuses.

Il y a inappétence plus ou moins complète ; tristesse, coma, support alternatif de la masse sur trois membres ou sur un bipède diagonal. La bouche est chaude, les matières fécales expulsées sont petites, moulées et coiffées. En même temps, on remarque des signes de maladies catarrhales. Les malades toussent et expulsent des mucosités épaisses et filantes. La gorge est sensible, très-douloureuse à la pression, et les reins fléchissent beaucoup quand on les pince avec les doigts.

Ainsi que je l'ai dit, quarante-deux chevaux ont été atteints, en 1854, de la forme muqueuse, laquelle a précédé 10 fois la complication thoracique. L'épizootie observée par M. Riquet sur les chevaux des dernières remontes, et décrite dans le *Recueil* de 1842 sous le nom de phlegmasie générale des muqueuses, est un exemple remarquable de la forme dont il s'agit.

FORME RAPIDE.

C'est une forme assez fréquente, celle que la maladie

revêt souvent lorsque la terminaison doit être funeste. On a vu des chevaux atteints de la forme cérébro-spinale mourir six à dix heures après le début apparent. En Alsace, quelques malades frappés de pneumonies typhoïdes ont été enlevés en moins de trois jours. D'après plusieurs observateurs et d'après ma propre observation, la durée de la forme abdominale a été quelquefois de trois ou quatre jours au plus. Ainsi, c'est le vertige typhoïde qui a la marche la plus rapide, et c'est la forme abdominale qui offre la plus longue durée.

Dans la forme rapide, les périodes de l'affection sont confondues ; les symptômes, excessivement graves, se succèdent avec une rapidité presque foudroyante, ainsi qu'on le voit sur les chevaux pris de coup de chaleur.

La maladie particulière, décrite dans le *Recueil* de 1842 par MM. Damalyx et Reynal, est encore un exemple remarquable de la forme dont il est question. « La marche était « si rapide, en effet, que la mort survenait avant même la « mise en pratique des moyens thérapeutiques destinés à « la combattre. »

PAROXYSMES DE L'AFFECTION TYPHOÏDE.

Ils sont presque constants dans la maladie qui nous occupe. On les a observés bien des fois en 1825. Presque tous les auteurs qui ont écrit sur ces affections, les ont signalés.

C'est ordinairement vers le soir que le paroxysme survient ; il est annoncé par des symptômes alarmants : la peau devient brûlante, sèche ; d'autres fois, elle se couvre d'une sueur visqueuse dont la disparition occasionne un abaissement subit de la température. L'anorexie est complète. L'œil brille d'un éclat inaccoutumé. La fièvre est toujours plus intense : le pouls s'accélère, devient plus petit, plus serré, et le cœur bat avec une extrême énergie.

Dans la forme thoracique j'ai vu, au moment du paroxysme, le flanc s'élever de 30 à 60 fois par minute ; mais le plus souvent, il y a une augmentation de 5 à

8 respirations seulement. A l'auscultation on trouve aussi plus de sécheresse, plus de force dans le bruit de souffle qui présente alors une sorte d'intermittence. Il m'est arrivé, en effet, de constater l'absence de ce râle pendant la rémission, et son retour le soir au moment du paroxysme.

Lorsque la maladie se complique de phénomènes ataxiques, on remarque une exacerbation dans les symptômes nerveux. Les tremblements, les soubresauts sont bien plus prononcés. Il y a des grincements de dents ; les articulations craquent, et dans le cas de vertige, les malades sont en proie à un délire furieux.

Ces exacerbations durent plus ou moins longtemps (de trois à six heures) ; elles commencent parfois en été pendant les fortes chaleurs de la journée, et se continuent jusqu'à la nuit. J'ai souvent remarqué que le vent du sud, sud-est et sud-ouest, qu'une atmosphère humide, chargée d'électricité, comme à l'approche d'un orage, aggravent presque toujours tous les symptômes nerveux.

RÉMISSIONS.

Aux paroxysmes succèdent des rémissions pendant lesquelles il survient une amélioration subite de tous les symptômes. Ainsi, la stupeur diminue ; l'œil et l'oreille semblent recouvrer leurs facultés ; les soubresauts, les tremblements disparaissent ; la prostration est moins grande ; le pouls et le flanc se ralentissent. Il y a enfin un tel changement que l'on peut croire à un mieux marqué ; mais cette amélioration est souvent trompeuse et de courte durée.

Ces rémissions durent de six à dix heures. On les observe pendant la nuit et surtout le matin ; elles coïncident presque toujours, dans la belle saison, avec les moments les plus frais de la journée. J'ai remarqué bien des fois que l'apparition d'un temps sec, produit par le vent du nord, améliore souvent les symptômes ataxiques de la maladie.

COMPLICATIONS.

Quelle que soit sa forme, la maladie typhoïde peut se compliquer de plusieurs accidents. Les plus fréquents sont : les paralysies, les douleurs articulaires, les affections de la peau, et la péritonite consécutive à la perforation de l'intestin.

1° *Paralysies.* — On les observe fréquemment, soit dans la forme abdominale, soit dans la forme thoracique ou ataxique. C'est pendant la troisième période qu'elles se montrent le plus souvent. MM. Charlier, Denis Lambert, Signol et beaucoup d'autres auteurs ont signalé la paraplégie dans l'affection typhoïde qu'ils ont décrite. Pour mon compte, j'ai souvent observé cette terminaison dans les maladies de poitrine typhoïdes, ainsi que dans la forme ataxique. D'Arboval signale des symptômes de paralysies dans la gastro-entérite de 1825, et Clichy relate la paraplégie du train de derrière dans la même épizootie.

Presque tous les auteurs qui ont écrit sur l'affection typhoïde, mentionnent une grande faiblesse du train postérieur. C'est par ce symptôme que la paraplégie annonce son invasion. Les malades semblent avoir conscience de leur état : sentant leur faiblesse augmenter, ils appréhendent de se coucher. En conséquence, ils restent dans la station jusqu'à épuisement complet des forces; et lorsque ce moment arrive, ils se laissent tomber sur le sol pour ne plus se relever. Si, après leur chute, on les excite de la voix, si on les frappe légèrement, les malades lèvent le train antérieur, s'asseyent sur les ischions, sans pouvoir redresser les membres abdominaux.

J'ai essayé quelquefois, après une bonne friction avec l'essence de térébenthine et à force de bras, de relever les chevaux et de les maintenir debout à l'aide de barres ou de suspensoirs. Mais bientôt on voyait les malades prendre un point d'appui sur la face antérieure des boulets postérieurs; puis, tout le train de derrière, comme une masse inerte, se laissait glisser et arrivait sur le sol.

Telle est la paraplégie qui vient compliquer et terminer la maladie typhoïde du cheval, et que j'ai observée sur presque tous les chevaux qui ont succombé pendant l'épizootie de 1854. A quoi peut-on attribuer cette funeste complication ? Est-ce à une stase sanguine asthénique dans les vaisseaux de la moelle épinière de la région lombaire ? N'est-ce pas plutôt à une sorte d'asphyxie ou d'empoisonnement survenu à la suite de l'introduction dans le sang de matières miasmatiques ? S'il en est ainsi, comme je le crois, la moelle épinière éprouvant l'impression stupéfiante du sang, cesse de distribuer aux muscles l'influx nerveux qui les met en jeu, et alors quoi d'étonnant de voir les mouvements s'affaiblir, puis se suspendre complétement ?

Outre cette paraplégie véritable, il existe encore une pseudo-paralysie qu'on a observée en France, en Afrique et au Mexique, et qui a été décrite, je crois, pour la première fois, par M. Signol. Celle-ci, bien différente de celle dont je viens de parler, a, dit-on, son siége dans les muscles de la région sous-lombaire, et présente ce caractère remarquable que le mouvement et le sentiment sont conservés dans la croupe et les membres, qui restent parfaitement sensibles aux piqûres et se débattent encore pendant le décubitus.

Quoi qu'il en soit de ces deux formes, les paraplégiques maigrissent beaucoup et ne tardent pas à succomber après un séjour sur la litière de douze, vingt-quatre ou quarante-huit heures. J'ai vu même une jument, atteinte d'une pneumonie typhoïde, rester soixante-seize heures paralysée avant de mourir. C'est surtout sur ces malades que l'on voit apparaître la gangrène des parties comprimées pendant le décubitus.

Dans la forme ataxique ou vertigineuse, j'ai souvent observé la paralysie des muscles du pharynx et de l'œsophage, accident qui a été signalé également dans la fièvre typhoïde de l'homme.

J'ai vu aussi une fois avec M. Fourier, vétérinaire à Verdun, sur un cheval vertigineux, apparaître la chute du pénis. Cette complication, très-rare du reste, survint après le dernier paroxysme. La verge, paralysée, pendait de tout son long hors du fourreau et ne tarda pas à être le siége d'un engorgement froid, œdémateux, qui prit en peu de temps des proportions énormes. A l'aide d'un bon suspensoir, de mouchetures profondes et ensuite de frictions excitantes, l'engorgement disparut, le pénis rentra en partie dans le fourreau, et il ne resta de cette affection qu'un gros bourrelet circulaire, qui persista longtemps et ne disparut qu'environ six mois plus tard.

Un accident semblable a été observé sur un étalon par M. Trélut, et a été mentionné dans son rapport sur la fièvre typhoïde.

Plusieurs fois, dans la forme ataxique surtout, j'ai constaté la paralysie de la lèvre inférieure. Dans cette circonstance, la lèvre reste pendante, sans mouvement, et devient quelquefois le siége d'une infiltration semblable à celle qu'on remarque dans l'anasarque. Je signalerai encore la paralysie de l'anus qui a été décrite par M. Liautard ; celle d'un côté de la face avec prolapsus des lèvres, observée par M. Vilain ; et celle enfin de la langue, que j'ai vue sur un cheval vertigineux.

2° *Douleurs articulaires, rhumatismes, synovites, arthrytes*. — Tels sont les différents noms que cette complication a reçus. Si la paraplégie annonce toujours une terminaison funeste, il n'en est pas de même du rhumatisme. Celui-ci, quoique très-grave, est néanmoins de bon augure, en ce sens qu'il coïncide avec la disparition complète des symptômes viscéraux.

A la clinique du régiment, j'ai vu plus de vingt fois les synovites survenir à la suite de la forme thoracique. Dans le Haut-Rhin, sur les soixante-huit malades dont j'ai parlé, cinq ont offert cet accident ; ce sont : *Calypso*, *Agonie*, *Gabion*, *Craponne* et *Nuance*.

Les inflammations synoviales observées sur ces cinq chevaux sont survenues depuis le 14 janvier jusqu'au milieu du mois de mars, c'est-à-dire au déclin de l'épizootie ou après sa disparition.

Généralement, c'est pendant la convalescence, au moment où l'on croit au prompt rétablissement du malade, que l'on voit apparaître tout à coup une douleur articulaire violente, qui se complique souvent de la phlegmasie de la synoviale, et parfois des ligaments et des tendons environnants. Une fois déclarée, la synovite sésamoïdienne allume la fièvre ; l'artère est raide, tendue ; le pouls accéléré, et l'appétence pour les solides est à peu près nulle. Pendant le repos, le membre malade éprouve des élancements et prend à peine un point d'appui sur la litière. Si on essaie de faire sortir le sujet de l'écurie, on y parvient avec peine, tant la claudication est intense. Quelquefois, l'articulation se tuméfie, devient chaude et très-douloureuse. Cet état persiste pendant plusieurs jours et s'accompagne parfois de paroxysmes.

D'autres fois, le rhumatisme passe d'un membre à un autre pour revenir souvent à son point de départ. Il n'est pas rare de le voir envahir deux articulations à la fois, et alors les malades restent couchés sur la litière, en proie à des douleurs atroces. En général, ces sortes de boiteries font beaucoup maigrir les chevaux et ont une durée très-longue.

Bouley jeune est le premier vétérinaire français qui ait démontré, en 1840, la coïncidence du rhumatisme articulaire aigu avec les phlegmasies séreuses des viscères. Seulement dans l'homme, et contrairement à ce qui se passe sur le cheval, l'inflammation viscérale est presque toujours *consécutive* et ne précède presque jamais les fluxions rhumatismales.

Existe-t-il quelque chose de semblable dans la fièvre typhoïde de l'homme ? D'après les renseignements que j'ai pris auprès de plusieurs médecins, les douleurs articulaires seraient assez fréquentes pendant la convalescence, sans avoir néanmoins la même gravité que sur le cheval.

Quoi qu'il en soit, les synovites sésamoïdiennes, dans la

maladie typhoïde du cheval, ont été signalées par plusieurs auteurs, même dans l'épizootie de 1825. Clichy en rapporte un exemple, et d'Arboval dit, en parlant de la même affection, que « *les malades restent un certain temps boiteux « d'un membre, tantôt de l'un, tantôt de l'autre, ou toujours « du même.* »

Dans son opuscule sur la fièvre typhoïde, M. Rougieux signale des phénomènes critiques qui apparaissent sous la forme d'arthrites et se montrent au jarret, au genou, à la rotule, et surtout aux gaines carpiennes et phalangiennes.

M. Girard, vétérinaire de la garde de Paris, dans son travail sur la même affection, a observé sur plusieurs chevaux, après le rétablissement presque complet, des boiteries alternatives des membres antérieurs, ou des engorgements d'une ou deux articulations des membres postérieurs.

Enfin, d'autres praticiens, et M. Vilain est de ce nombre, ont relaté ou décrit des synovites tendineuses dans la maladie typhoïde dont il s'agit.

3° *Maladies de la peau.* — Outre les affections cutanées dont j'ai déjà parlé dans ce mémoire, j'ai observé, au début de l'épizootie de 1854, sur une vingtaine de chevaux, un eczéma très-rebelle à l'action des médicaments, et d'un caractère évidemment contagieux. J'avais déjà remarqué, en 1848-1849, une maladie tout à fait semblable sur les chevaux de remonte d'un régiment de lanciers. A cette époque, ayant frotté deux fois la peau d'un cheval sain dont les poils avaient été préalablement coupés, avec la poussière fournie par des dartres prurigineuses, j'avais vu, au bout de quelques jours, le tégument s'épaissir, se tuméfier et offrir plusieurs vésicules.

Par une expérience toute différente, j'ai acquis la conviction que la maladie cutanée des chevaux d'artillerie dont il s'agit avait également la propriété de se transmettre. J'avais, à cette époque, une jument boiteuse à la suite d'un énorme capelet. Cette bête, que j'avais achetée pour un but expérimental, fut placée dans un coin, à gauche d'une écurie contenant quatre dartreux. La couverte d'un des malades fut placée sur son dos. Au bout de quinze jours environ, *Élégante* (c'était le nom de ma jument) offrait trois dartres : une située à la lèvre inférieure, et deux au-dessus de l'œil droit, côté correspondant aux chevaux dartreux. Quelques jours plus tard, tout le corps se couvrit de dartres fort rebelles, accompagnées d'un violent prurit.

J'ai encore vu cette affection en 1859, pendant la guerre d'Italie, alors que nos chevaux de cuirassiers étaient atteints en grand nombre de la forme thoracique.

4° *Péritonite par perforation.* — Cet accident, le plus grave qui puisse survenir dans le cours de la fièvre typhoïde, est heureusement le plus rare. Il a été signalé pour la première fois par Loiset. Un cas remarquable d'ulcération de la muqueuse intestinale, suivi de la rupture des tuniques musculaire et péritonéale, a été rapporté par M. Woodger, et un autre cas par M. Grégory (*Recueil*, 1855). D'un autre côté, M. Denis Lambert a vu l'ulcération d'une glande de Peyer s'étendre successivement et détruire la membrane muqueuse et charnue. 3 décilitres environ d'un liquide blanchâtre se trouvaient soutenus par un sac que lui fournissait le péritoine, lequel, à cet endroit, s'était détaché de la membrane musculeuse. Dans le mémoire dont j'ai parlé, M. Salle signale une déchirure de l'estomac consécutive à une ulcération.

Il y a neuf ans, j'ai recueilli deux faits de perforation sur deux chevaux de la garde impériale. L'une de ces perforations siégeait au milieu du côlon, l'autre dans le cœcum. La première était double et présentait deux ouvertures à bords ecchymosés et d'une longueur de 3 à 4 centimètres. La seconde offrait une ouverture ronde semblable à un trou produit par une balle de fusil. Les bords étaient flétris, noirâtres, déchiquetés. Des *ecchymoses* existaient sur toute l'étendue de la muqueuse de l'intestin grêle et du gros intestin. Sur l'un et l'autre cadavre, il y avait un épanchement de matières stercorales dans le sac

du péritoine. Toute la membrane séreuse était conges-
tionnée, principalement sur l'intestin grêle et aux mé-
sentères.

Une véritable hypérémie par hypostase se faisait remarquer aux poumons, au foie, à la rate, aux reins et même
aux ovaires. Partout enfin le sang était noir, épais, poisseux. Mon vétérinaire en premier désigna ces deux maladies sous les noms de : *gastro-entéro-péritonite typhoïde*.

En 1854, pendant l'épizootie qui a régné en Alsace,
j'ai également observé un fait de perforation sur un cheval convalescent d'une pleuropneumonie typhoïde, et qui a
offert, le trente-quatrième jour après le début, des coliques
d'indigestion. Enlevé dans le court espace de six heures,
ce malade a présenté, à l'autopsie, les lésions suivantes :
Vers le milieu du côlon existe une déchirure à bords fran-
gés, rouges, par laquelle quelques débris alimentaires sont
passés de l'intestin dans le péritoine. Une forte coloration
se fait remarquer sur la troisième tunique du côlon, qui
est rouge dans presque toute son étendue. L'estomac est
énorme et rempli par des aliments non digérés. Sa muqueuse offre dans le sac droit des traces légères de phlo-
gose. Celle de l'intestin grêle est injectée et tapissée par
une couche de mucus très-épais. Le cœcum et le côlon, de
même que l'estomac, sont fortement distendus et remplis
de matières alimentaires desséchées. La muqueuse, d'une
teinte rouge, est tapissée par un enduit grisâtre et comme
pseudo-membraneux. Quelques ulcérations se rencontrent
sur la membrane interne du gros intestin et de l'estomac :
les premières sont rondes et comme taillées à l'emporte-
pièce ; les secondes, beaucoup plus grandes, sont irrégulières et à bords déchiquetés.

Je puis résumer en deux mots les symptômes qui an-
noncent la perforation intestinale : les coliques cessent
brusquement ; le pouls devient d'une faiblesse extrême ; il
y a stupeur, inflexibilité et raideur des reins. La marche
est difficile, traînante. Le flanc bat de 70 à 80 fois par minute. Les muqueuses ont une teinte livide ; la bouche est

violette, et le facies a cette expression qui annonce toujours une mort prochaine.

ÉTAT DU SANG PENDANT LA VIE.

Lorsque l'étude des maladies était basée sur l'observation, que la doctrine humorale régnait sans conteste, les médecins croyaient à une altération profonde du sang dans la fièvre typhoïde. Aujourd'hui que les recherches des auteurs modernes paraissent si exactes, que la chimie est venue prêter son puissant concours aux pathologistes, la plus grande divergence règne sur ce sujet. Pour M. Bouillaud, la diffluence du sang, son état caillebotté ou sirupeux caractérisent l'affection typhoïde et ne peuvent être observés dans aucune autre maladie. MM. Béquerel et Rodier concluent de leurs recherches que, dans la fièvre typhoïde de l'homme, le sang ne présente absolument aucun caractère tranché, positif, constant. Il n'y a aucune altération du sang spéciale à la maladie dont il s'agit, disent encore MM. Andral, Louis, Chomel, Genest et Forget. Cependant, presque tous les médecins admettent que le sang des typhiques est moins plastique, moins fibrineux qu'à l'état normal, et que le sérum possède une densité moins grande. Seulement, lorsque la fièvre typhoïde se complique de quelque phlegmasie grave, telle qu'une pneumonie, alors la quantité de fibrine augmente, ainsi que cela a toujours lieu dans les inflammations ; mais cette augmentation est moins considérable que si la phlegmasie était primitive. (M. Grisolle.)

Des opinions, diamétralement opposées sur ce sujet, ont été émises par les vétérinaires ; les uns (MM. Sanson, Signol, Boiteux, Liautard, Trelut) ont trouvé un *excès de coagulabilité* ; les autres (MM. Denoe, Charlier, Denis Lambert, Vilain, Baillif) ont rencontré le fluide sanguin *se coagulant avec une extrême lenteur* ; d'autres encore l'ont vu *liquide, incoagulable* (M. Girard) ; enfin, il y en a qui ont poussé l'exagération jusqu'aux dernières limites, puisqu'ils

ont avancé que le sang, à la seconde période, *était dépourvu de globules.*

Cette divergence d'opinions, au sujet de la coagulabilité
du sang, prouve deux choses : la première, c'est que le
fluide circulatoire varie dans sa composition suivant une
foule de circonstances qu'il est inutile de rappeler ; la
seconde, c'est que beaucoup de praticiens ont eu le tort de
tirer des conclusions basées sur des faits peu nombreux ou
exceptionnels. Ainsi, on a prétendu qu'à la deuxième période le sérum du sang avait une *apparence laiteuse* due à
une augmentation des principes gras. Ce fait que j'ai
observé sur quelques malades, manque dans le plus grand
nombre.

Eu égard aux globules, il y a une plus grande concor-
dance entre les observateurs. Tous, en effet, ou presque
tous ont reconnu que le caillot noir avait moins d'étendue
que le caillot blanc, ce qui a fait supposer que l'hémachroïne était dans une proportion inférieure à celle qui
existe à l'état de santé.

Quelle que soit la forme de la maladie, le sang est toujours altéré dans l'affection typhoïde du cheval, et cette
altération se fait remarquer non-seulement à toutes les
périodes de l'affection, mais encore et surtout sur l'animal
mort. Là, en effet, le liquide sanguin offre toujours cette
altération typhoémique qui a été décrite par MM. Piorry
et Roche-Lubin, et que l'on rencontre du reste dans toutes
les maladies connues sous les anciennes dénominations de
putrides, malignes, charbonneuses.

Première période. — En sortant de la veine, le sang est
tantôt noir, le plus souvent d'un rouge clair ou d'un rouge
brique comme dans la pneumonie franche. Répandu sur
le sol, *il tourne facilement en eau*, comme on dit vulgaire-
ment. Si on le reçoit dans l'hématomètre, le sang paraît
trouble et très-chaud. Deux minutes après, on voit la partie supérieure de la colonne sanguine s'éclaircir, se déco-
lorer, et les globules se précipiter à la partie inférieure
de l'instrument. Au bout de six à huit minutes en moyenne,

la séparation est complète et est par conséquent beaucoup plus prompte qu'à l'état normal.

Au lieu de se séparer en deux parties égales, comme cela a lieu sur les chevaux bien portants et vigoureux, le sang offre presque toujours un tiers ou un quart de caillot noir, deux tiers ou trois quarts de caillot blanc. Celui-ci se décolore lentement, prend une teinte rougeâtre, puis celle de jaune safrané.

Le cruor, toujours mou, diffluent, offre souvent à sa partie supérieure un liseré de globules d'un rouge rutilant, qui tranche beaucoup sur sa couleur noire, comparable à celle du résiné.

La coagulation s'opère avec une extrême lenteur. Cinquante à soixante minutes après la saignée, le sang est encore liquide ; puis il prend une consistance sirupeuse, ressemble à une gelée tremblante, et finit à la longue par se coaguler. Bien des fois j'ai vu, après vingt-quatre heures, lorsqu'on inclinait le verre, le caillot se déplacer comme un sirop épais et obéir à la force de la pesanteur. Sur les chevaux *Bandit* et *Balise*, atteints de la forme thoracique, le sang est resté *liquide, incoagulable* même après plusieurs jours.

En moyenne, la coagulation n'a été complète qu'après une heure et demie.

Souvent on remarque dans l'épaisseur du caillot noir de petits points blanchâtres disséminés ou réunis, formant de légers dépôts floconneux (1). Quelquefois ces dépôts se trouvent placés entre la couenne et le cruor où ils forment une sorte d'anneau de 1 à 2 centimètres de large, et qu'on dirait formé par des globules de pus ; mais en les examinant de plus près, on ne tarde pas à s'assurer qu'ils sont formés par une matière grasse au toucher, semblable à celle des organes encéphaliques. C'est probablement une substance semblable à celle dont je parle que Lassaigne a

---

(1) Ces dépôts blanchâtres existent également dans les maladies charbonneuses, d'après M. Roche-Lubin.

trouvée dans le sang laiteux d'une ânesse et dont l'analyse a démontré qu'elle était formée d'oléine, de margarine et de stéarine. Moiroud, au contraire, d'après M. Colin, a reconnu dans le sang blanc l'existence d'une forte proportion de caséine. Sur l'homme, Christison, en 1830, et, plus tard, MM. Lecanu et Sandras ont prouvé que cet aspect du sang veineux était dû à une grande proportion de matière grasse.

Une fois formé, le caillot est mou, celluleux, aréolaire surtout à sa partie supérieure et n'offre pas à cette époque une grande fermeté. Si on le retire du vase, le cruor se déforme et reste en partie au fond de l'éprouvette, où il ressemble à une bouillie noirâtre et épaisse.

Le sérum s'échappe du caillot blanc tantôt promptement, le plus souvent d'une manière très-lente. Cette séparation n'est complète qu'après quarante-huit heures. Généralement, la sérosité du sang est claire, d'un jaune rougeâtre et jouit de la propriété de ramener au bleu le papier rouge de tournesol. Lorsqu'on l'expose à une douce chaleur, au lieu de se prendre en masse, elle se volatilise en partie et ne laisse au fond du récipient qu'un faible coagulum albumineux. La quantité de sérosité expulsée en quarante-huit heures varie beaucoup. Sur nos chevaux de troupe, elle est généralement peu considérable et peut même être nulle. Elle m'a paru moins grande dans la forme thoracique, dans la pneumonie typhoïde surtout, que dans la forme abdominale. Toute proportion gardée, je l'ai trouvée plus abondante sur les malades que j'ai suivis dans la vallée de la Meuse, et qui étaient fortement débilités par une nourriture aqueuse et insuffisante.

Quelquefois, le sérum a un aspect huileux; il contient de ces petits flocons blanchâtres, tout à fait semblables à ceux dont il vient d'être question et qui impliquent, d'après plusieurs auteurs, un état morbide du foie. C'est à la surabondance de ces matières grasses dans le sang, à un défaut d'oxygénation, que l'on a attribué l'acidité des urines. Qu'il me soit permis de faire remarquer que, sur le cheval, dans presque toutes les maladies aiguës, les urines ont la propriété de rougir le papier de tournesol. Or, dans toutes ces affections, le sang est loin de présenter cet aspect laiteux dont je viens de parler.

Deuxième période. — On a de la peine à faire gonfler la veine, la phlébotomie pratiquée à la jugulaire donne un jet souvent baveux et toujours fortement coloré en noir. Le sang est plus chaud qu'à la première période, et paraît même brûlant. Il se sépare promptement en sept minutes et se coagule encore lentement, mais moins lentement qu'au début. Lorsque la coagulation est complète, la couenne est très-ferme; le cruor paraît aussi plus consistant. Quant au sérum, il est moins abondant qu'à l'époque de l'invasion.

A cette période, le caillot noir est un peu plus considérable, comme si le nombre des globules avait augmenté. Le caillot blanc, plus fibrineux et plus résistant, se rétrécit moins dans son milieu après la sortie du sérum. La ligne de démarcation, qui sépare les deux caillots, est irrégulière, dentelée et rarement bien tranchée.

Je n'ai jamais vu, à cette époque, la coagulation s'opérer plus vite qu'à l'état normal. Sur le cheval *Estagel*, une saignée d'exploration pratiquée trois jours après le début et trois jours avant la mort, a donné un liquide qui a mis encore une heure à se coaguler.

A cette époque, le sang des typhiques se putréfie promptement même en hiver. Cette putréfaction qui n'arrive que vers le sixième ou septième jour, lorsqu'il s'agit du sang d'un animal bien portant, commence, à cette période, quelques heures après la sortie de la veine. On la reconnaît à la couleur rougeâtre du sérum, au ramollissement du caillot, et surtout à l'odeur putride qu'il laisse dégager.

Troisième période. — Je n'ai jamais ouvert la veine aux derniers moments de la vie; mais j'ai vu bien des fois les malades expulser par les naseaux, immédiatement après la dernière convulsion, 1 ou 2 litres de sang noir comme de l'encre. Ce sang, très-fluide, spumeux, ne s'est jamais coagulé sur le sol, et paraissait formé entièrement par des globules.

Pendant la convalescence. — En 1854, j'ai pratiqué trois saignées sur des chevaux qui offraient des coliques pendant la convalescence. Le sang s'est séparé promptement et n'a offert rien de particulier à noter, eu égard à la couenne, au cruor et au sérum. Le cheval qui est mort d'une perforation intestinale a présenté un sang trouble, incoagulable même après quarante-huit heures. Dans les deux autres saignées, la coagulation s'est effectuée en vingt-huit et trente-cinq minutes ; par conséquent, elle a été moins lente que durant la maladie.

Toutes les fois qu'on voit la convalescence se compliquer d'une boiterie rhumatismale, il est probable que la fibrine augmente dans le sang et que la coagulation s'opère un peu plus promptement.

Particularités. — Sur la jument *Drisse*, numéro matricule 3139, atteinte de la forme thoracique, j'ai vu le cruor ne revêtir la teinte noire qu'au fond de l'éprouvette jusqu'à une hauteur de 3 centimètres ; à partir de ce point, on remarquait une teinte *vert-olive*, d'autant plus claire que l'on s'approchait du caillot blanc. Sur ce même malade, les urines étaient acides et reflétaient une belle *couleur verte*. A l'autopsie, je trouvai le cœur volumineux et recouvert extérieurement dans toute son étendue d'une sorte de mousse très-fine et d'un *aspect verdâtre*. Le foie était pâle, comme cuit, etc. Cette couleur fort remarquable et très-rare était due, sans aucun doute, au principe colorant de la bile. On sait le rôle que joue ce fluide pour l'entretien de la chaleur animale : tous les principes non azotés qu'il renferme sont brûlés, transformés et rejetés au dehors d'après Liebig. Or, dans le cas dont il s'agit, l'hématose étant très-incomplète, il n'y a rien d'étonnant de rencontrer en abondance, dans le fluide sanguin et dans les sécrétions, cette matière verte que Lassaigne a trouvée en grande quantité dans la bile du cheval.

C'est probablement aussi à la matière *colorante jaune* de

la bile et à son absorption dans le torrent circulatoire, qu'il faut attribuer cette teinte jaunâtre presque constante du caillot blanc, du sérum, des urines et souvent des tissus de l'économie.

Outre les particularités dont il vient d'être question, je dois en signaler une autre non moins remarquable que j'ai rencontrée quelquefois : je veux parler de la sérosité du sang qui m'a paru trouble, légèrement noirâtre, revêtant ainsi l'aspect et la couleur du jus de fumier.

Ainsi le caractère dominant, celui que j'ai relaté dans la généralité des cas, c'est la séparation prompte des éléments colorés, c'est l'étendue presque toujours plus grande de la couenne, c'est enfin la lenteur extrême de la coagulation du sang ou son incoagulabilité. En présence de cet état diffluent du liquide sanguin, il était raisonnable de supposer que sur le cheval, comme sur l'homme, il y avait diminution de la fibrine et de l'albumine ; car il est de notoriété presque publique, qu'un sang pauvre ou privé en partie de ces éléments ne se coagule pas ou se coagule très-lentement. Il n'en serait pas ainsi, si on s'en rapportait aux analyses chimiques qui ont été mentionnées dans les mémoires de MM. Signol et Vilain. D'après ces analyses, l'eau, la fibrine ou l'albumine sont en plus grande proportion qu'à l'état normal.

Ce résultat se comprend pour l'analyse de M. Signol, puisque ce praticien a trouvé, comme je l'ai dit, un excès de coagulabilité. Mais pour celle de M. Vilain, c'est autre chose. Le sang analysé ne s'était solidifié qu'après une heure et demie ; et alors n'est-on pas en droit de se demander pourquoi cette lenteur de la coagulation, en présence de l'augmentation signalée des éléments fibrineux et albumineux ?

Quoi qu'il en soit, je considère le sang que j'ai examiné, comme peu plastique et très-pauvre en fibrine et en albumine.

La lenteur de la coagulation est-elle particulière, spéciale à la maladie dont il s'agit ? Je ne le crois pas. Je pense, au contraire, qu'on la rencontre dans plusieurs autres affections, et même sur des chevaux gras qui ont toutes les apparences de la santé. Je pourrais en citer plusieurs exemples. C'est là cependant la seule altération primitive du sang et, à mon avis, la moins importante. L'altération qui caractérise particulièrement toutes les maladies du genre typhique et qu'on a observée également pendant l'épizootie de 1825, est, sans contredit, la facilité avec laquelle l'hématosine se désunit de la fibrine pendant la vie, filtre à travers les parois vasculaires, pour former des ecchymoses dans l'épaisseur des tissus et des hémorrhagies à la surface des muqueuses. A quoi doit-on attribuer ce phénomène? Est-ce à une altération particulière des éléments du sang ; à la dissolution de l'hémachroïne dans le sérum ; ou bien, faut-il admettre, comme de l'autre côté du Rhin, que les vaisseaux sanguins participent à la désagrégation des couches épithéliales, d'où résultent ces extravasations qu'on rencontre sur presque tous les cadavres. Quoi qu'il en soit de ces explications, l'altération du sang, dont je viens de parler, est la plus grave et la plus importante. Est-elle primitive? Rien ne le prouve. Je crois, au contraire, que cette modification du fluide sanguin ne survient qu'à la seconde et à la troisième période, et qu'elle est la conséquence des phénomènes putrides qui marquent la terminaison de cette maladie.

Un autre caractère, particulier aux maladies typhoïdes, vient d'être découvert dans ces dernières années. Je veux parler de ces infusoires du sang, de ces *bactéries* ou *bactéridies*, que Delafond et M. Davaine avaient vues dans le sang des animaux atteints de charbon et que M. Signol a observées dans celui du cheval typhique. D'après une note présentée à l'Académie des sciences, M. Tigri, professeur d'anatomie à Sienne, a annoncé que dans le sang d'un homme, mort à la suite de la fièvre typhoïde, des bactéries ont été trouvées par lui en quantité extraordinaire.

Sur un cheval, appartenant au général de Fontenoy, mort en 1865 d'une pleuropneumonie typhoïde, le sang recueilli dans les cavités du cœur a pu être examiné au microscope (grossissement de 900 diamètres), grâce à l'obligeance de M. Séguin, professeur à la Faculté des sciences, et du pharmacien M. Giroud. Ce sang, dont les globules paraissaient adhérents, contenait un grand nombre de petits corps, arrondis, filiformes, raides, sans mouvement, que M. Séguin a pris pour des filaments de fibrine; mais après les avoir comparés avec les dessins représentant ces infusoires, que nous devons à l'habile crayon de M. Mégnin, nous avons été convaincus, M. Giroud et moi, que ces petites baguettes n'étaient autre chose que des bactéries.

Afin d'établir un point de comparaison, nous avons placé sous le champ du microscope du sang d'un animal sain, fraîchement tué. Ce sang, quoique coagulé, ne contenait ni baguettes, ni filaments et ses globules étaient parfaitement distincts.

M. Séguin ayant eu la courtoisie de mettre le microscope à ma disposition, j'attendais avec impatience une occasion favorable afin de multiplier ces essais, et d'examiner le sang des typhiques non-seulement après la mort, mais encore à toutes les périodes de la maladie, quelle que fût d'ailleurs sa forme. Malheureusement, un changement de garnison est survenu peu de temps après cette première expérience, et, depuis ce moment, je n'ai plus observé l'affection typhoïde.

DURÉE.

Quelque légers que soient les symptômes, l'affection typhoïde a encore une durée assez considérable; mais cette durée dépend surtout de la forme et des complications de la maladie. Ce n'est guère, en effet, qu'au bout de vingt jours en moyenne que les malades atteints de la forme abdominale peuvent être considérés comme convalescents. Ceux atteints de la forme thoracique sont généralement hors du danger après la disparition du bruit de souffle, c'est-à-dire vers le douzième jour. Quant à la forme cérébrale, j'ai toujours vu disparaître les symptômes ataxiques aussitôt que la diarrhée était établie.

Lorsque le malade succombe, la durée de l'affection peut n'être que de quelques heures, comme dans les cas foudroyants ; ou bien elle varie depuis deux jours jusqu'à quarante.

CONVALESCENCE.

Proportionnée à la gravité de l'affection, la convalescence est généralement assez longue et dure, pour la plupart des chevaux, depuis quelques jours jusqu'à un mois et plus. Pendant l'épizootie de 1854, les écuries-infirmeries étant insuffisantes pour loger le grand nombre de malades que j'avais à soigner, force fut d'établir dans un autre bâtiment une sorte de succursale spécialement affectée aux chevaux convalescents. Dans cette écurie, d'une bonne exposition, les chevaux étaient couverts toute la journée et tenus un peu plus chaudement que les chevaux non malades ; ils étaient soumis à un régime particulier, et faisaient chaque jour des promenades hygiéniques.

Une fois en convalescence, le cheval reprend vite la gaîté qu'il a perdue dans le cours de la maladie ; son appétit est excellent ; il mange ses rations avec une sorte de voracité qu'il est toujours prudent de modérer, si on veut éviter des accidents graves. La toux persiste longtemps ; elle devient de plus en plus rare et finit par disparaître. Petit à petit, les forces reviennent, le poil reprend son brillant, les formes s'arrondissent et l'animal semble jouir d'une excellente santé.

Ce n'est pas toujours impunément que le cheval parcourt cette période de transition qu'on appelle la convalescence ; celle-ci, en effet, après s'être établie, peut être entravée par des maladies dont j'ai déjà parlé en traitant les complications.

Une seule fois, j'ai vu une récidive sur la jument *Galathée* : à une pneumonie simple a succédé une phlegmasie double du poumon, quarante-huit jours après le début de la première maladie.

Plusieurs fois j'ai constaté sur des chevaux convalescents

des coliques que j'ai attribuées tantôt à une indigestion, d'autres fois à des pelotes stercorales. Presque toujours, il y avait en même temps résorption purulente. C'était par un frisson que les premières débutaient ; l'animal devenait triste et cessait de manger ; il se couchait avec précaution, sans se livrer à ces mouvements désordonnés qu'on voit, par exemple, dans les congestions intestinales. Le pouls était fébrile, l'artère tendue. En examinant les révulsifs cutanés, on voyait que la suppuration s'était arrêtée brusquement. Le pus qu'on obtenait en pressant le trajet des sétons, était fluide, séreux et en très-petite quantité. A une exception près, les indigestions ont été légères, et ont disparu promptement à l'aide de quelques soins hygiéniques. Il n'en a pas été de même pour les coliques que j'ai attribuées à des pelotes stercorales, et qui étaient probablement occasionnées par l'usage longtemps continué de la poudre de gentiane ; celles-là ont été plus violentes et ont duré deux ou trois jours.

Anatomie pathologique.

Les altérations pathologiques qui caractérisent l'affection typhoïde sont très-nombreuses et variables. On les trouve de préférence dans l'appareil circulatoire, dans les ganglions lymphatiques, et dans les principaux organes renfermés dans les trois cavités splanchniques. Mais elles varient d'intensité suivant l'état sporadique ou épizootique, la forme qu'a revêtue la maladie, les causes qui lui ont donné naissance, etc.

L'hypertrophie des plaques de Peyer et des ganglions mésentériques que j'ai observée presque constamment pendant l'épizootie de 1854, a été nulle ou absente dans plusieurs autres circonstances et notamment sur le cadavre dont le sang contenait les bactéries.

Parmi les lésions que j'ai rencontrées à l'ouverture des

cadavres, il en est qui sont certainement le résultat de l'inflammation, et d'autres qui paraissent être la conséquence d'une stase et d'une infiltration sanguines. Il me sera facile, je crois, de démontrer la présence des premières altérations dans plusieurs organes, notamment dans les poumons, aux plèvres, etc. Quant aux secondes, on les trouvera dans tous les tissus où l'appareil vasculaire est un peu développé.

Cadavre. — Les cadavres des chevaux qui ont succombé à la maladie typhoïde, sont généralement affaissés lorsqu'on les ouvre immédiatement après la mort. On les trouve au contraire distendus, ballonnés quand une douzaine d'heures se sont écoulées entre la mort et l'autopsie. L'œil est rétracté et voilé par la paupière supérieure, le poil est sec, la peau, collée aux tissus, a perdu le peu de souplesse qu'elle pouvait avoir pendant la vie. Aux cavités nasales existe un peu de jetage sanguinolent et quelquefois purulent.

L'odeur des cadavres était si infecte pendant l'épizootie de 1854, qu'à la suite de réclamations, je fus obligé d'aller faire l'autopsie à 2 kilomètres plus loin.

Tissu cellulaire. — Souvent ce tissu reflète une teinte jaunâtre et offre dans ses mailles des points noirs produits par du sang épanché ou transsudé. Quelquefois, il présente de vastes ecchymoses, comme dans les affections charbonneuses. Quand on le divise avec la main, on est frappé du peu de résistance qu'il oppose. Il y a là un ramollissement évident.

Le passage des sétons est toujours sec, sans suppuration et de couleur noirâtre.

Dans les régions correspondantes aux engorgements œdémateux, aux vésicatoires, aux sinapismes, le tissu lamineux est infiltré et parfois lardacé.

Tissu graisseux. — Tantôt abondante, d'autres fois très-rare, la graisse se trouve en quantité variable suivant l'état constitutionnel du sujet, la marche et la durée de l'affection, etc. Dans les maladies typhoïdes foudroyantes, le tissu graisseux se trouve abondamment sous la tunique abdominale et autour des reins. Dans la forme ataxique et thoracique, j'ai toujours vu la graisse presque absente ; l'équarrisseur, à son grand regret, n'en pouvait recueillir que des quantités fort minimes.

Dans cette maladie, la graisse toujours plus molle, moins cohérente que celle d'un cheval sain, se présente tantôt sous un aspect blanchâtre, d'autres fois sous une teinte jaunâtre plus ou moins foncée.

Organes digestifs. — Bouche. — La membrane muqueuse de cette cavité offre des teintes qui varient entre le gris, le jaune et le noir. C'est la première qui est la plus fréquente, et c'est la dernière qui est la plus rare sur nos chevaux de troupe. Quand elle existe, la coloration noire n'est pas uniforme comme les deux premières. On ne la voit ordinairement qu'à la face supérieure de la langue et aux gencives. L'épithélium est épaissi, hypertrophié et se détache aisément avec le dos du scalpel. Sur quelques cadavres on le trouve sec, fendillé, notamment vers la base de la langue. Quelquefois, mais rarement, il est détaché sur des points circonscrits, comme s'il avait été enlevé avec une emporte-pièce.

Pharynx. — Il y a souvent une hypérémie par hypostase dans la muqueuse qui tapisse le pharynx. Sur un petit nombre de cadavres, on trouve des ulcérations superficielles, arrondies, qui paraissent le résultat d'une destruction partielle de l'épithélium autour de l'ouverture des follicules mucipares.

OEsophage. — Je n'ai jamais vu d'altération sensible dans ce conduit musculo-membraneux, si ce n'est un peu de ramollissement.

Estomac. — L'estomac est tantôt flasque, petit, affaissé sur lui-même ; d'autres fois, il est fortement distendu par des gaz ou par des aliments que le suc gastrique a très-peu altérés. La muqueuse du sac gauche est blanche et offre parfois sur un point circonscrit de petits mamelons, sortes de végétations très-dures et d'aspect fibreux. Elle renferme assez souvent des œstres en plus ou moins grand nombre. C'est dans le sac droit qu'on trouve les principales altérations du viscère. La muqueuse pylorique se présente, en effet, sous diverses nuances qui varient du gris plombé au rouge-brun et au noir foncé. Cette dernière coloration, toujours circonscrite sur divers points du sac membraneux, a été souvent prise pour des taches gangréneuses, notamment pendant l'épizootie de 1825.

Plusieurs fois, dans la forme ataxique surtout, j'ai trouvé la muqueuse cardiaque teinte en jaune dans toute son étendue, et cette coloration très-intense près du pylore allait en diminuant dans le sac œsophagien.

Recouverte par un mucus épais pseudo-membraneux, la muqueuse du sac droit est épaissie, ramollie et se laisse facilement pénétrer par les doigts. Au moindre grattage, la couche épithéliale se détache et semble se réduire en putrilage.

Plusieurs fois, en 1854, j'ai rencontré près du pylore des ulcérations profondes intéressant toute l'épaisseur de la muqueuse : les unes arrondies et comme taillées à l'emporte-pièce, avaient des bords proéminents, indurés ; les autres beaucoup plus grandes, à fond rougeâtre, offraient une circonférence déchiquetée comme dans les ulcérations morveuses de la pituitaire.

Depuis cette époque, mon attention a été particulièrement attirée vers les altérations du tube digestif. En 1856, j'ai trouvé sur un cheval mort de la forme thoracique, toujours dans le sac droit de l'estomac, deux ulcérations remplies de pus et dont les bords indurés n'adhéraient plus au tissu cellulaire sous-muqueux.

Un autre cheval a offert quinze ulcérations de différentes grandeurs toutes groupées sur la membrane du sac droit. Quelques-unes avaient jusqu'à 5 centimètres de long sur 2 centimètres de large. C'était une véritable destruction du tissu muqueux. Les plus petites étaient rondes et n'avaient que 4 millimètres de diamètre. Le fond de tous ces ulcères était rouge, chagriné ; les bords déchiquetés et décollés faisaient saillie sur la muqueuse.

Chez tous les cadavres qui ont présenté les altérations que je viens de faire connaître, le tissu cellulaire sous-muqueux était infiltré et œdématié.

Intestin grêle. — Dans les premiers mètres de l'intestin grêle, la membrane interne offre les mêmes teintes que celles de l'estomac et paraît encore plus ramollie. Si, avant d'ouvrir le canal, on le presse entre les doigts, on sent, à travers ses parois, des corps durs sous forme de noyaux allongés, correspondant aux glandes de Brunner et de Peyer.

Des mucosités épaisses, adhérentes, tapissent l'intérieur du conduit, et ont la plus parfaite analogie avec celles qui se trouvent dans l'estomac. Si on gratte légèrement la surface de cette membrane avec le dos du scalpel, ou si on la lave avec précaution pour enlever cette sorte de fausse muqueuse qui la recouvre, on voit dans le duodénum les glandes de Brunner hypertrophiées, faisant saillie à la surface de la muqueuse.

Dans toute l'étendue de l'intestin grêle, les glandes de Peyer sont beaucoup plus grosses, plus visibles qu'à l'état normal. On les trouve par groupes sur les points opposés à l'insertion du mésentère, formant des dépressions et des saillies fort remarquables. Quelquefois ecchymosées, ces plaques ont le plus souvent une teinte grisâtre.

Pendant l'épizootie de 1854, je n'ai jamais vu d'autre altération dans ces glandes que l'hypertrophie ; mais, depuis cette époque, j'ai remarqué sur un cheval mort de la forme thoracique une lésion que je crois important de relater ici. Ces petites éminences rondes, ombiliquées et agglomérées, qui constituent les plaques de Peyer, étaient ramollies, déchiquetées à leurs bords, et plusieurs de ces groupes étaient séparés en deux parties à peu près égales par une longue ulcération qui intéressait toute l'épaisseur de la muqueuse. La jument *Aglaure*, qui a offert cette importante lésion, a succombé, après douze jours de maladie, à la forme thoracique.

Ainsi qu'on le verra à l'observation du cheval *Estagel*, j'ai encore rencontré sur la muqueuse de l'intestin grêle une petite tumeur, dure à la pression, bleuâtre extérieurement, de la grosseur d'une noisette, laquelle, incisée, paraissait formée par du sang organisé dans le tissu cellulaire, ce qui lui donnait quelque ressemblance avec le parenchyme de la cerise noire.

Généralement amincie dans presque toute son étendue, la muqueuse de l'intestin grêle contient des matières fluides, grisâtres ou jaunâtres, et quelquefois mêlées de sang.

Sur quelques cadavres, on la trouve d'un gris plombé ; sur d'autres, elle est le siége d'une imbibition sanguine, et m'a toujours paru présenter un calibre plus petit qu'à l'état normal.

Enfin, répétons-le encore, dans un assez grand nombre de cas, on ne trouve aucune lésion appréciable.

Cœcum. — La muqueuse qui tapisse le cœcum offre souvent un engouement passif dans toute son étendue, et quelquefois des masses considérables de vers filiformes de 3 à 4 centimètres de long, et qui m'ont paru être des trichocéphales.

Je n'ai jamais vu d'ulcérations autour de l'ouverture iléo-cœcale ; mais, à la pointe du cœcum, la membrane en était criblée sur quelques cadavres. Ces ulcères, tout à fait ronds, de 1 à 2 millimètres de diamètre, étaient formés, je pense, par l'ouverture considérablement agrandie des follicules solitaires hypertrophiés, et ne paraissaient intéresser que la couche épithéliale de la muqueuse. Outre ces espèces d'érosions, on trouvait quelquefois des ulcères profonds, déchiquetés, s'étendant jusqu'au tissu cellulaire intra-muqueux.

Sur la jument la *Coulisse*, dont on verra plus loin l'observation, la membrane qui tapisse ce réservoir offrait une multitude de points noirâtres, durs à la pression, au centre desquels on voyait un petit noyau enveloppé dans un caillot sanguin. Quelques-uns de ces corpuscules étaient creusés à leur centre, et comme ulcérés.

A l'autopsie du *Cabas*, outre des ulcérations à bords indurés, semblables à celles que j'ai décrites pour celles rencontrées dans l'estomac, j'ai trouvé une sorte de plaque de 2 centimètres d'étendue, où la *muqueuse paraissait avoir disparu par absorption ; elle était réduite en une très-mince pellicule*.

Enfin, sur la jument la *Coulisse*, dont il vient d'être question, j'ai rencontré à l'ouverture iléo-cœcale une végétation très-intéressante. *D'une étendue de 2 centimètres, cette production était étranglée à sa base et épanouie à son sommet, en forme de chou-fleur.* La membrane muqueuse qui portait cette végétation était épaisse, œdématiée et d'une teinte noirâtre.

Côlon. — On trouve sur la membrane muqueuse du côlon les mêmes altérations que dans le cœcum. Ce sont les mêmes teintes : des rougeurs, des ecchymoses noirâtres sur le sommet des rides. Les ulcérations présentent également des caractères identiques, c'est-à-dire qu'elles sont tantôt profondes, intéressant toute l'épaisseur de la muqueuse ; tantôt superficielles, paraissant constituées par la destruction partielle de l'épithélium. Lorsque j'ai trouvé des noyaux noirâtres dans le cœcum, j'en ai trouvé également dans le gros côlon, seulement ils étaient, comme les ulcérations, en plus petit nombre, et diminuaient au fur et à mesure qu'on se rapprochait de la portion flottante.

Dans la fièvre typhoïde du cheval, on trouve assez souvent dans le gros intestin un fluide non coagulé, fétide, qui paraît être le produit d'une exhalation sanguine. Ce fluide, mêlé aux matières alimentaires, leur donne un aspect noirâtre. Quelquefois très-ramollies, ces matières sont souvent dures, tassées et collées intimement à la face libre de la muqueuse. C'est surtout dans la forme ataxique que j'ai fait cette dernière observation. J'ai encore trouvé dans cette dernière forme, à l'extrémité du cœcum et dans la courbure diaphragmatique du côlon, des quantités énormes de graviers.

Rectum. — Il contient quelques ecchymoses isolées, et présente quelquefois une teinte livide vers la marge de l'anus.

Telles sont les lésions du tube digestif. Si maintenant nous jetons un coup d'œil sur l'ensemble de la cavité abdominale, nous trouvons la masse des intestins flétrie, atrophiée et comme desséchée. Elle reflète tantôt une teinte jaune ; d'autres fois, elle est ecchymosée ou colorée en rouge dans une grande partie de son étendue. Tous les vaisseaux veineux qui rampent sous le feuillet viscéral, sont engorgés et noyés parfois dans de vastes ecchymoses noirâtres, formées par du sang transsudé.

L'épiploon et le mésentère sont souvent teints en rouge, comme la troisième tunique de l'intestin.

Dans le sac péritonéal, le liquide que l'on rencontre, toujours en petite quantité, est quelquefois trouble et jouit de la propriété de rougir le papier de tournesol. Si on recueille la sérosité dans une éprouvette, on la voit parfois se séparer en deux parties : l'une supérieure, d'un jaune plus ou moins sale ; l'autre, inférieure, est formée par des flocons blancs assez semblables à ceux que l'on trouve dans le liquide sanguin.

Ganglions. — Les ganglions mésentériques sont généralement hypertrophiés dans toutes les formes de la maladie typhoïde ; quelquefois même ils sont ramollis et purulents. Tantôt grisâtres ou d'une couleur jaune foncé, ils sont le plus souvent noirs ou fortement ecchymosés. Ceux de l'entrée de la poitrine présentent les mêmes lésions lorsque la forme thoracique coexiste avec la forme abdominale.

Foie. — Dix-huit fois sur vingt, le foie est hypertrophié et comme cuit. A l'extérieur, il offre une teinte jaune pâle avec quelques marbrures noirâtres. A l'intérieur, ses granulations, toujours ramollies et d'un volume considérable, présentent une injection vasculaire et quelquefois des hémorrhagies interstitielles dues à une véritable exhalation de sang. Quelquefois encore, le sang s'épanche dans le péritoine, ainsi que je l'ai vu sur un cheval qui offrait en outre une multitude de petits foyers purulents, la plupart enkystés.

Rate. — Pendant l'épizootie de 1825, on a souvent trouvé la rate épaissie, d'un aspect violacé et se laissant pénétrer facilement par les doigts. Sur presque tous les cadavres que j'ai ouverts, dans ces derniers temps, la rate était hypertrophiée avec ou sans ramollissement, offrant quelquefois de vastes taches ou des bosselures noirâtres. Son poids moyen a été de 2,000 grammes.

Sur une jument morte de la forme thoracique, après avoir séjourné vingt-cinq jours à l'infirmerie, j'ai trouvé une rate énorme, pesant 7 kilogr. 700 gr. Son tissu, dur et marbré de noir, ne présentait pas extérieurement la teinte bleuâtre de l'état normal. A l'intérieur, le parenchyme renfermait une matière blanche, grasse, semblable au tissu de l'encéphale, formant une multitude de dépôts graisseux fort remarquables.

Organes urinaires. — L'un des reins est souvent marbré à l'extérieur, et quelquefois hypertrophié (1). Si on partage sa substance dans le sens du grand diamètre, on trouve la couche corticale également marbrée de noir dans toute sa circonférence, et les marbrures suivent la direction des vaisseaux et de leurs anastomoses, de façon à tracer de belles lignes irrégulières et dentelées. La substance rayonnée est ramollie et offre rarement des ecchymoses. J'ai vu plusieurs fois dans le bassinet du pus blanc, fluide et mêlé à des mucosités.

Il est rare que les deux organes soient altérés en même temps ; le plus souvent, lorsque l'un des deux est malade, son congénère contraste avec lui d'une manière frappante par la couleur normale de son tissu et par le bassinet qui est humecté d'une petite quantité d'urine non purulente.

---

(1) J'ai trouvé des reins pesant de 1,400 à 1,600 grammes.

Vessie. Lorsqu'on trouve du pus dans l'un des reins, on en rencontre également dans la vessie, dont l'urine a des propriétés acides. Souvent, la muqueuse qui tapisse ce réservoir a une couleur normale ; sur quelques sujets, elle paraît teinte de sang ou simplement ecchymosée.

Organes génitaux. — Les ovaires présentent dans quelques cas des ecchymoses à l'extérieur, et à l'intérieur de petits caillots fibrineux. Les ligaments qui les soutiennent, offrent parfois une teinte rouge noirâtre.

J'ai trouvé quelquefois la muqueuse utérine épaissie, rouge ou noirâtre, avec une infiltration du tissu cellulaire sous-muqueux. Celle du vagin est toujours, dans ce cas, bien moins colorée.

Appareil circulatoire. — Voici l'altération que j'ai trouvée le plus souvent : à l'extérieur du cœur, les veines coronaires et spiroïdes sont injectées d'un sang noir qui a transsudé à travers les parois vasculaires et a formé des traînées ecchymotiques plus ou moins larges, lesquelles tranchent beaucoup au milieu de la substance musculeuse qui est pâle et en partie décolorée. Il en est de même aux oreillettes, dont le sang forme des marbrures suivant la direction des vaisseaux veineux et de leurs divisions.

Le ventricule droit et le *ventricule gauche* contiennent tantôt des caillots fibrineux, le plus souvent un sang noir, huileux et poisseux, qui teint en rouge tous les objets qu'il touche. Telle est la couleur de l'endocarde, des valvules et de la membrane interne des principaux troncs veineux et artériels.

Tissu musculaire. — Les muscles, au lieu d'offrir la teinte rouge vif de l'état sain, sont généralement pâles ou d'un rouge lavé. Dans la forme ataxique, on les trouve souvent bruns, desséchés et comme brûlés.

Généralement ils sont flasques, atrophiés, ramollis.

Lorsque, pendant la vie, des œdèmes se sont montrés aux parties déclives du corps, on trouve sur les cadavres les muscles noyés dans une infiltration jaunâtre, offrant dans leur épaisseur et suivant la direction des vaisseaux, des ecchymoses noirâtres formées par du sang épanché,

M. Signol a constaté la présence de cette imbibition sanguine dans les psoas, alors que pendant la vie il avait observé des paraplégies, et a cru devoir attribuer à cette cause la grande faiblesse musculaire du train postérieur. Sans nier la part d'influence que ces transsudations du sang dans les fibres musculaires doivent exercer, eu égard à la contraction, je dois pourtant déclarer que j'ai vu plusieurs fois cette extravasation du sang dans les muscles masséters, sans observer la paralysie des mâchoires.

Les lésions que je viens d'essayer de décrire appartiennent à la maladie typhoïde du cheval. Bien qu'on les constate plus particulièrement dans la forme abdominale, je dois déclarer que toutes celles que j'ai mentionnées ont été rencontrées à la clinique du régiment, dans les affections de poitrine typhoïdes, et même quelquefois dans le vertige. Nous allons voir maintenant dans les organes de la respiration, les altérations si fréquentes sur le cheval de troupe, et qui appartiennent plus spécialement à la forme thoracique.

Organes de la respiration. — Poumons. Moins hypertrophiés que dans la pneumonie franche, les poumons présentent une altération qui est loin d'être toujours identique. En effet, sur les huit malades qui ont succombé à l'affection typhoïde pendant l'épizootie de 1854, deux fois j'ai trouvé une portion de cet organe splénisée; deux autres fois, j'ai rencontré la carnification; quatre fois l'hépatisation plus ou moins complète avec son caractère granulé. Avant de décrire très-succinctement toutes ces modifications, je dois d'abord faire connaître l'aspect que présente l'organe extérieurement, lorsqu'on a pratiqué une large ouverture à la cavité thoracique.

Al extérieur, et dans une étendue variable, le lobe malade offre une teinte souvent verdâtre, mêlée à de belles marbrures rouges et noires. Son tissu, dur à la pression, ne présente ni l'élasticité normale, ni cette mollesse particulière qui appartient à l'engouement. A la résistance qu'il oppose quand on le comprime, on pressent déjà qu'il y a quelque chose de plus qu'une simple stase sanguine. Et, en effet, dans l'engouement, le poumon flotte encore dans l'eau et ne se précipite pas au fond du liquide. Eh bien! dans l'altération que je décris, j'ai toujours trouvé le poumon plus lourd que l'eau, se précipitant au fond du vase. C'est là, sans contredit, le caractère général de l'inflammation de cet organe. Mais il y en a d'autres encore, ainsi qu'on pourra le voir, lorsque je parlerai du pus et des fausses membranes, qui prouveront sans réplique la nature inflammatoire de quelques-unes des altérations de cette grave maladie.

J'ai dit avoir rencontré quelquefois la *splénisation* du poumon. Ainsi qu'on le verra à l'autopsie des chevaux *Estagel* et *Balise*, le lobe splénisé offre les caractères d'une inflammation au 2e degré. Incisé transversalement, ce tissu présente des marbrures noirâtres ou une teinte rouge vineux assez semblable au parenchyme de la rate. Quand on le déchire avec les doigts, on remarque qu'il est peu ou point granulé, et qu'il laisse échapper un peu de liquide trouble.

La *carnification* du poumon a été observée à l'ouverture des juments *Bohême* et *Astuce*, mortes d'une pleuropneumonie, dont la durée a atteint douze jours. Une chose qu'il faut mentionner, c'est que, sur ces malades, le bruit de souffle pendant la vie a persisté de huit à onze jours, c'est-à-dire qu'il a atteint, comme la durée de la maladie, le chiffre maximum.

Dans la carnification, le tissu pulmonaire est plus lourd, plus condensé que dans l'état où l'organe est splénisé ou hépatisé. Au lieu d'être volumineux comme dans l'inflammation franche, le poumon paraît, au contraire, atrophié. Son tissu est homogène, rougeâtre, complétement imperméable et moins humide que dans les autres altérations. En le divisant perpendiculairement au bord dorsal, j'ai trouvé chaque fois de très-petits abcès, contenant du pus concret.

Sur les chevaux qui ont offert à l'autopsie l'*hépatisation*, le poumon a présenté tantôt les caractères d'une hépatisation rouge, d'autres fois ceux du ramollissement gris ou purulent. Mais il faut avouer que, dans cette altération, les granulations caractéristiques étaient moins prononcées que dans les pneumonies franches, et que les portions phlogosées avaient aussi moins de volume et moins d'étendue.

Toutes les lésions que je viens de décrire siègent toujours vers le milieu de l'organe, s'étendant uniformément ou irrégulièrement du bord inférieur jusqu'au tiers ou à la moitié du poumon. Rarement elles s'étendent jusqu'à la région dorsale, et alors on trouve, à l'état sain, le lobe antérieur et la base diaphragmatique de l'organe.

Lorsque la pneumonie a été double, on rencontre souvent d'un côté une inflammation purulente (3ᵉ degré); de l'autre une hépatisation au 2ᵉ degré et moins étendue.

Inutile d'ajouter que dans la pneumonie simple, il existe toujours un engouement cadavérique dans le lobe correspondant au côté sur lequel est mort l'animal.

Plèvres. — Il n'est pas toujours facile de reconnaître des différences bien tranchées entre la pleurite franche et la pleurite typhoïde. Dans l'un comme dans l'autre cas, on trouve un épanchement séreux ou purulent et des fausses membranes en plus ou moins grand nombre, mais recouvertes de vastes ecchymoses lorsqu'il y a altération du sang.

Sur les chevaux morts de pleuropneumonie typhoïde, j'ai trouvé tantôt une sérosité abondante, sale, rougeâtre et comme teinte de sang. D'autres fois, il n'y avait dans le sac pleural qu'une très-petite quantité de liquide.

Les plèvres étaient rouges et tachetées de noir; mais cette coloration disparaissait par le lavage, comme celle du péritoine et de la membrane interne du cœur. On voyait répandues çà et là des fausses membranes, généralement en petit nombre et souvent teintes en noir.

Bronches et trachée. — La muqueuse bronchique et tra-
chéale était rouge uniformément et contenait un liquide
spumeux, souvent sanguinolent. Sur d'autres cadavres on
ne trouvait que quelques vergetures noirâtres.

Sur la membrane du larynx et des cavités nasales il
existait une coloration semblable à celle des dernières
voies de l'arbre aérien, mais moins prononcée.

Dans le cas de gangrène du tissu pulmonaire, la muqueuse du conduit aérien, dans toute son étendue, était
toujours d'un noir verdâtre, épaissie et ramollie.

Système nerveux cérébro-spinal. — Les altérations que
l'on rencontre dans le crâne et dans le canal vertébral
caractérisent la forme ataxique de l'affection typhoïde ;
mais, comme celles de l'appareil respiratoire, elles seraient insuffisantes pour éclairer le diagnostic, si on ne
trouvait pas dans le sang et parfois sur la muqueuse intestinale les lésions que nous avons décrites plus haut.

A l'extérieur, les circonvolutions du cerveau sont bien
dessinées ; les vaisseaux sont injectés et remplis de sang
noir. Une imbibition sanguine se fait quelquefois remarquer dans l'arachnoïde. A l'intérieur, on trouve sur quelques sujets un léger épanchement séreux dans les ventri-
cules cérébraux, avec ou sans ramollissement de la substance cérébrale.

Quelquefois, on ne voit aucune lésion saisissable ni dans
le cerveau, ni dans le cervelet.

Dans la région dorso-lombaire existe quelquefois, mais
pas toujours, une imbibition sanguine assez étendue dans
les enveloppes de la moelle épinière, imbibition généralement plus marquée sur le feuillet viscéral que sur le feuillet
pariétal.

Étiologie.

Généralement on signale un grand nombre de causes
susceptibles de produire les maladies typhoïdes ; mais la

plupart d'entre elles sont des causes prédisposantes excessivement nombreuses, variables suivant l'idiosyncrasie et les conditions dans lesquelles se trouvent placés les animaux. Les causes déterminantes sont, au contraire, très-limitées, et se réduisent à une intoxication miasmatique.

Dans l'appréciation des circonstances qui précèdent ou accompagnent une maladie grave, souvent épizootique, on ne saurait trop se mettre en garde contre cette tendance que nous avons à lier ces circonstances par un rapport de causalité à la maladie elle-même. Trop souvent l'expérience vient démentir ce que de savantes théories semblaient avoir expliqué. Pour éviter l'écueil que je signale, je vais exposer simplement les faits, en ayant soin de passer rapidement sur toutes les circonstances secondaires, et d'insister autant que possible sur celles qui me paraîtront avoir une véritable importance.

J'ai dit que les maladies de poitrine typhoïdes s'étaient montrées principalement en 1848 et 1849, pendant les grands achats qu'avaient nécessités les remontes de l'armée. Nous étions à cette époque dans une ville de la Picardie. Le foin mis en distribution était plus que médiocre ; il contenait des joncs, des carex et des roseaux indiquant la nature marécageuse des prairies qui l'avaient fourni. Nos chevaux le mangeaient lentement ; ils triaient les plantes de bonne qualité et foulaient le reste sous les pieds. La paille présentait une teinte grisâtre, et offrait sur ses tiges des taches noirâtres, produites par le cryptogame connu sous le nom d'urédo, couleur de rouille (paille rouillée). Voilà, si je ne me trompe, une des causes qui ont concouru à produire l'altération typhique du sang sur nos pneumoniques.

En 1852, plusieurs cas de fièvre typhoïde ataxique se montrent au régiment. Eh bien ! à cette époque, la paille était très-mauvaise et sentait fortement le moisi.

A Wihr en plaine, près Colmar, où j'ai donné des soins à des chevaux atteints de la forme abdominale, en 1853, je trouve dans mes notes les renseignements suivants : « La

« paille a été mal rentrée ; en raison des pluies abondantes
« qu'il y a eu au printemps, l'herbe a poussé dans les blés
« comme dans une prairie, et a donné à la paille, par suite
« de la fermentation, une couleur terne, grisâtre, avec une
« légère odeur de moisi. »

A la même époque, nous avions au régiment plusieurs cas de vertige, et sur quelques chevaux des coliques avec altération du sang. Cette année, il y eut des plaintes continuelles au sujet de la paille qui offrait trois qualités distinctes : la première était jaune, luisante, de bonne qualité ; la seconde d'un aspect noirâtre, sans brillant, contenait beaucoup de mauvaises herbes, couvertes de moisissures ; la troisième était aplatie, terne, facile à broyer, et répandait une poussière âcre lorsqu'on la secouait

Cette paille était évidemment nuisible à la santé et méritait bien d'être refusée. Une expertise eut lieu. Le général de brigade, le sous-intendant, le colonel, un chef d'escadron et le vétérinaire reconnurent comme mauvaise une partie de cette denrée, et ordre fut donné de l'évacuer du magasin. Comment cet ordre fut-il exécuté? Je l'ignore ; mais tout ce que je sais, c'est que, au bout de quelques jours, la mauvaise paille reparut dans les distributions, absolument comme avant l'expertise. Aussi personne ne fut surpris lorsque, quelques mois plus tard, nos pauvres chevaux étaient signalés en mauvais état par le général inspecteur.

J'ai vu encore la forme ataxique survenir à la suite d'une course longue, fatigante et désordonnée.

Un beau cheval du 6ᵉ cuirassiers, pendant la révolution de février 1848, arrive à fond de train à Rambouillet, tout couvert de sueur, haletant, déferré et boiteux. Harassé de fatigue, ce cheval est placé dans notre infirmerie. Quarante-huit heures plus tard le vertige se déclare et enlève le malade au bout de trois jours.

Nulle part, peut-être, l'affection dont je parle n'est aussi fréquente, ni aussi grave qu'en Alsace ; elle fait le désespoir des vétérinaires de cette contrée. Nulle part aussi on n'alimente aussi mal les chevaux. La nourriture consiste en paille, trèfle ou luzerne, betteraves, tiges et feuilles de maïs coupées en petits morceaux, et une poignée d'avoine seulement à l'époque des travaux. Pendant la belle saison, les chevaux sont surmenés ; les charrettes, même quand elles sont chargées, roulent souvent au trot et pour cette raison, sans doute, les conducteurs ont l'habitude d'être toujours à cheval.

Je me rappelle avoir soigné dans la rue Rapp, à Colmar, un cheval vertigineux qui était nourri, comme je viens de le dire, d'une manière insuffisante, avec des betteraves et des plantes de maïs hachées. C'était le quatrième que le propriétaire perdait de cette affection. Je crus devoir le prévenir qu'il ferait encore d'autres pertes s'il ne changeait pas ce mode d'alimentation. Mes conseils ne furent pas écoutés ; mais, environ un mois plus tard, le vertige enlevait un cinquième cheval.

De tout temps on a accordé aux eaux stagnantes des marécages et aux émanations qu'elles dégagent sans cesse la triste faculté de produire, suivant la latitude, des fièvres intermittentes ou pernicieuses, la fièvre jaune, la peste, le choléra, etc. Sur les animaux, les mêmes émanations peuvent produire les affections typhoïdes, ainsi que l'ont prouvé plusieurs vétérinaires de l'armée d'Afrique et de celle du Mexique.

En France, l'élément paludéen joue un grand rôle dans une foule de maladies et particulièrement dans celle qui nous occupe. Dans son travail sur la diathèse typhoïde, M. Sanson a déjà fait remarquer que la plus grande partie des chevaux achetés par les dépôts situés dans le centre ouest de l'Empire, sont élevés dans les prairies marécageuses.

Les émanations putrides ou miasmatiques se mêlent à l'air que les animaux respirent et souvent aux liquides qu'ils consomment comme boisson. Dans quelques garnisons, les cuves placées dans les écuries pour abreuver les chevaux pendant la mauvaise saison, ont le grave inconvèuient d'être dépourvues de couvercles. L'eau qu'elles contiennent se trouve ainsi en contact permanent avec l'air chaud, humide et plus ou moins impur de l'écurie. D'après les expériences de M. Barral, l'eau dissout avec une grande promptitude les matières putrides que contient l'air ambiant et les répand ensuite partout où elle pénètre. Va-t-elle dans le sol, comme les eaux de pluie, elle y prépare de riches cultures. Est-elle introduite dans l'économie, sous forme de boisson, comme dans le cas qui nous occupe, elle y apporte certainement le germe des maladies typhoïdes.

Lorsque les tonnes à abreuvoirs sont vieilles, ce qu'on voit dans quelques quartiers, l'eau qui y séjourne se corrompt promptement et donne naissance à une foule d'animalcules. Dans tous les cas, le bois en contact avec l'eau ne tarde pas à lui communiquer un mauvais goût, qui répugne aux chevaux, surtout à ceux qui sont délicats.

Je crois donc que l'eau des cuves, comme celle de certaines mares, que les chevaux boivent parfois en campagne, concourt à produire l'affection dont il s'agit.

Un grand nombre d'auteurs considèrent une alimentation trop exclusive, avec des fourrages artificiels, comme susceptible de produire la diathèse typhoïde. Ils se fondent sur ce fait acquis en physiologie : qu'il est indispensable à l'entretien intégral de la santé que la nourriture soit variée.

Depuis qu'un savant physiologiste a fait mourir des chiens dans le marasme, en les soumettant pendant quelques jours au régime exclusif d'une substance non azotée, on en a conclu avec raison qu'un seul principe immédiat, fût-il le plus nutritif et le plus abondant de tous, ne saurait suffire à l'entretien de l'économie.

Mais en est-il de même avec les plantes des prairies artificielles ? Je ne le pense pas. D'après Boussingault, on trouve dans ce fourrage de l'azote, de l'albumine, de la légumine, de la caséine, de l'amidon, du sucre, des matières grasses, du ligneux, de la cellulose, de l'eau et des sels. Comme on voit, c'est une composition assez complexe pour fournir tous les matériaux nécessaires à l'entretien du cheval. J'ajoute que dans *toutes* les prairies artificielles il y a *toujours*, en quantité variable, des plantes de familles diverses et notamment des graminées, où se trouvent associés bien des principes différents. Ensuite le cheval a de la paille, souvent à discrétion, et dans cette paille, il trouve parfois des grains très-riches en matières alibiles. Avec tous ces éléments, non-seulement le cheval peut vivre, mais encore il peut se bien porter. Je crois donc qu'on a beaucoup exagéré, lorsqu'on a prétendu que la luzerne ou le trèfle, même de bonne qualité, ne pouvaient entretenir les animaux pendant quelques mois sans altérer la constitution du sang. D'un autre côté, on est tombé dans l'exagération, lorsqu'on a avancé que les légumineuses donnent de la *vigueur* aux chevaux. Le foin artificiel favorise l'engraissement, augmente le volume du ventre, mais ne rend pas les animaux plus vigoureux. Il ne convient pas pour le cheval d'hippodrome, pour le cheval de manège, ni pour celui de cavalerie légère. Mais on peut le faire entrer dans la ration des chevaux d'artillerie, de grosse cavalerie et de trait.

Est-ce à dire que les légumineuses ne peuvent pas prédisposer, dans certaines circonstances, aux maladies typhoïdes? Ce serait contraire à l'observation.

Aux environs de Rambouillet et dans la Meuse, où j'ai observé la forme abdominale, en Alsace, où j'ai étudié chez l'habitant les trois formes de l'affection typhoïde, les chevaux mangeaient ou du trèfle ou de la luzerne plus ou moins avariés. Ils étaient nourris avec du foin artificiel ceux qui ont été atteints de la maladie épizootique qui a été décrite par MM. Aubry et Mouchot. La gastro-entérite de 1825 est souvent survenue sur des chevaux qui ne mangeaient guère en fourrage que du trèfle noir, moisi et de mauvaise odeur (D'Arboval).

La fenaison et l'emmagasinage du produit des prairies artificielles s'opère difficilement dans le nord de la France.

Pour une cause ou pour une autre, la dessiccation de ces plantes est rarement complète, et bientôt on voit les bottes augmenter de poids et se couvrir de cryptogames (1).

Ce n'est donc pas à l'absence d'un ou de plusieurs principes immédiats, mais plutôt à la présence de ces êtres microscopiques et à leur introduction dans le tube digestif que l'on doit attribuer, ainsi que l'a dit M. Merche, les maladies dont il vient d'être question.

De tout temps on a considéré les moisissures comme pouvant produire les affections épizootiques et même la morve. Avant même que M. Plasse n'eût développé sa théorie sur les causes des épidémies, la plupart des vieux praticiens de l'armée avaient des idées semblables, qui étaient du reste consignées dans plusieurs écrits, notamment dans ceux de Gilbert.

Une autre cause non moins puissante des maladies dont il s'agit se trouve dans l'encombrement des chevaux. L'insuffisance de l'air pur, le défaut d'aérage, que ce soit dans des écuries ou sur des navires, sont évidemment une des causes qui produisent les affections typhoïdes. Comment n'en serait-il pas ainsi, lorsqu'on sait qu'un cheval absorbe en vingt-quatre heures 5,000 litres d'oxygène sur les 100,000 litres d'air nécessaires à sa respiration; qu'il exhale 5,273 litres d'acide carbonique, 3,460 litres environ de vapeur d'eau, et une quantité plus ou moins grande de matières animales facilement putrescibles qui proviennent des urines, de la transpiration cutanée et de la perspiration pulmonaire Dans les écuries trop petites et même dans les grandes écuries, lorsque l'aérage est négligé, mal entendu, ces matières vicient l'air bien plus que l'azote et l'acide carbonique, et concourent à donner aux maladies de poitrine qui attaquent le cheval de troupe, ce cachet typhoïde que l'on observe si souvent.

---

(1) Plusieurs fois je me suis assuré qu'une botte de luzerne de 6 kilogrammes pouvait, dans un mois, éprouver un déchet de 300 grammes; puis, les moisissures survenant, on constatait une augmentation du poids.

Qu'on ne vienne pas m'opposer telle ou telle circonstance où les chevaux sont restés sains bien qu'ils fussent logés dans des écuries étroites et obscures. A cette objection sans valeur on peut répondre que pour produire une maladie de cette nature, il faut une préparation particulière de l'économie, et un concours de circonstances sans lesquelles la santé ne peut être altérée.

Pour expliquer le développement des affections typhoïdes, un de nos confrères, M. Salle, pense que la cause principale réside dans le transport des chevaux par les chemins de fer des dépôts de remonte au lieu de destination. Attribuant cette maladie aux refroidissements qui surviennent dans les wagons, ce vétérinaire cherche à démontrer l'action des courants d'air glacé sur les fonctions perspiratoires et exhalantes de la peau. Et pour mieux expliquer les phénomènes pathologiques qui surviennent dans ces circonstances, il emprunte à M. Bouley sa théorie sur les applications d'enduits imperméables sur toute la surface cutanée. Si je ne me trompe, il y a beaucoup d'exagération dans ce rapprochement. En 1840 et en 1848, les chevaux voyageaient par étapes, et cependant, à ces époques remarquables, la maladie dont il s'agit a attaqué peut-être un plus grand nombre de chevaux que pendant les guerres de Crimée et d'Italie où on les faisait voyager en chemin de fer. Ensuite, si la maladie se déclarait à la suite d'un refroidissement dans les wagons, elle surviendrait toujours et immédiatement après l'arrivée au corps. Eh bien! c'est quelquefois, c'est même souvent deux ou trois mois après leur réception que les animaux tombent malades, ainsi qu'on le verra lorsque nous parlerons de l'épizootie du Haut-Rhin. Évidemment, dans ces circonstances, si le mode de transport par les voies ferrées a joué un rôle dans la production de cette maladie, ce rôle doit être bien secondaire.

Quand on a été témoin des abus que l'ancien mode entraînait; quand on se rappelle dans quel piteux état les remontes arrivaient au corps à cette époque; quand on sait que le régime du barbotage était généralement préféré par MM. les chefs de détachements, etc., etc., il n'y a pas à hésiter entre les deux systèmes. Le mode de transport par les chemins de fer est cent fois préférable, et malgré ses imperfections, il constitue un véritable progrès.

Je ne veux pas dire pour cela que les refroidissements ne puissent exercer leur action malfaisante, et contribuer pour une faible part au développement de cette maladie. Seulement, de même que pour la morve, je ne pense pas qu'ils doivent être considérés comme la cause principale ou dominante des maladies typhoïdes.

M. Signol, après avoir rappelé les lésions que cette affection laisse après elle, a trouvé qu'elles n'étaient pas sans analogie avec celle qu'on remarque sur les chevaux frappés d'anhématosie foudroyante, survenant à la suite d'un travail forcé et qu'on désigne sous le nom de coup de chaleur. Le fait suivant que je vais rapporter prouvera, je l'espère, que les idées émises à ce sujet par ce praticien distingué sont d'une exacte vérité.

Le 25 juillet 1858, à neuf heures moins un quart du matin, les officiers du régiment montaient à cheval sans bruit, et, suivis de quelques ordonnances, quittaient la garnison au grand trot se dirigeant vers les montagnes des Vosges. Où allions-nous? La plupart l'ignoraient. Mais bientôt on apprit que l'empereur se trouvait à Munster; dès lors, le but plus ou moins caché de notre alerte était dévoilé. A dix heures précises, les 20 kilomètres qui séparaient notre ville de Munster étaient franchis, mais sans résultat, Sa Majesté ayant quitté la ville deux heures avant notre arrivée.

Sans prendre le temps de faire reposer les chevaux, qui, *avant le départ, avaient fait, pour la plupart, une séance au manége d'au moins une heure*, les officiers, le colonel en tête, partirent immédiatement vers la montagne dans l'espoir de rencontrer Napoléon III; et ce ne fut qu'après avoir parcouru 25 nouveaux kilomètres (ensemble 45), tantôt au trot, tantôt au galop, que les plus intrépides parvinrent à rejoindre Sa Majesté. Je dis les plus intrépides, car bon nombre de ces messieurs, sachant par la gendarmerie que l'empereur désirait garder l'incognito, firent demi-tour peu après être sortis de la ville.

Après une halte d'une petite demi-heure, on revint au pas au quartier, où l'on arrivait successivement, un peu à la débandade, de huit à neuf heures du soir, ayant ainsi parcouru 90 kilomètres (sans compter la séance du manége), *moitié dans la vallée, moitié dans la montagne et par un temps très-chaud.*

Voici maintenant les conséquences :

Au Sponnech, le cheval *Eylau*, que montait M. le chef d'escadron G., tomba de fatigue et force fut de le laisser dans une ferme jusqu'au lendemain.

La bonne jument *Crinoline*, à son retour, en sortant de Wintzenheim, à six kilomètres de la garnison, tomba morte comme foudroyée.

Le lendemain, à cinq heures du matin, le cheval d'officier *Règne* succombait de la même manière au moment où, s'apercevant qu'il était malade, on m'envoyait chercher.

Ce jour-là, dix des chevaux qui avaient fait le plus long trajet entrèrent à l'infirmerie pour une affection typhoïde bien caractérisée. L'un d'eux, *Bamboche*, mourut le 28 juillet et présenta à l'autopsie une pneumonie dans une partie du poumon gauche, des épanchements cruoriques dans presque tous les tissus, et un sang noir comme de l'encre, liquide, dans les gros troncs veineux.

Eylau et *Diane* faillirent succomber à la forme thoracique.

Le cheval *Goupillon*, n° matricule 4,544, entra également à l'infirmerie le 26 juillet; le 6 août, il offrait un farcin très-grave et général, et ne sortait guéri de l'infirmerie que le 5 décembre suivant (1).

Six de ces chevaux avaient été saignés : le sang re-

---

(1) Ce fait prouve encore que l'excès du travail peut également donner naissance à l'affection farcino-morveuse.

cueilli était noir comme dans l'asphyxie ; il resta longtemps liquide et, lorsqu'il fut coagulé, il ne fournit qu'une très-petite quantité de sérum. Celui de *Bamboche*, entre autres, n'en laissa pas échapper une seule goutte, même après quarante-huit heures.

Inutile de dire que tous les autres chevaux furent soumis à un régime approprié, et exemptés du travail des manœuvres pendant un temps plus ou moins long.

Il est évident que les causes qui ont déterminé l'anhématosie foudroyante sur les chevaux *Règne* et *Crinoline*, ont produit également les maladies de poitrine avec altération de sang qui ont été observées sur *Bamboche*, *Eylau*, *Diane*, etc., etc.

Et maintenant, si l'on réfléchit à la quantité énorme de matériaux qui ont été brûlés pendant cette course de douze heures, dans une atmosphère étouffante et sur un sol aussi accidenté, on arrivera à ce résultat que le poids de l'oxygène absorbé a dû être bien considérable ; que celui de l'acide carbonique exhalé par la peau et le poumon a été encore plus grand ; que la vapeur d'eau enlevée à l'économie par la sécrétion cutanée et la perspiration pulmonaire doit avoir atteint les dernières limites. Cette grande consommation a produit d'abord la diminution de la masse du sang. Ensuite, cette évaporation excessive a dû surtout diminuer considérablement le sérum du fluide sanguin, de façon que, malgré l'absorption des divers liquides de l'économie, l'équilibre a été rompu.

A la suite de la raréfaction de l'air et de la précipitation des mouvements respiratoires, l'oxygène fourni au poumons est devenu insuffisant pour compléter l'hématose. Le sang artériel, associé à une quantité considérable d'acide carbonique, a cessé d'être rutilant ; il est devenu noir, perdant ainsi la propriété d'exciter les fonctions du système nerveux. Frappé en quelque sorte de stupeur, ce dernier appareil a fait défaut à son tour au système musculaire. Ainsi, la prédominance dans le sang d'un gaz délétère, peut-être aussi la présence de divers produits de sécrétion et de quelques matières animales putrescibles, ont agi comme un véritable miasme et déterminé une intoxication, un empoisonnement par la propre substance de l'animal.

Pendant la guerre d'Italie, nos affections typhoïdes sont survenues sans causes bien appréciables. Les jeunes chevaux étaient logés dans un quartier entièrement neuf. Aucune plainte ne s'était élevée relativement au foin, qui avait toujours été noté de bonne qualité. Seulement l'avoine était légère, et le seul reproche qu'on ait porté contre la paille, c'est qu'elle était dépourvue d'épis, les agriculteurs, en Alsace, ayant l'habitude de faire sauter ces organes après le battage, afin de ne perdre aucun grain, et de faire des mashs avec les balles ou calices.

Pourtant, les chevaux tombaient malades peu après leur arrivée au corps, et le plus grand nombre avant d'être mis en dressage. A quoi devons-nous attribuer les nombreuses pneumonies ou pleuro-pneumonies que nous avons eu à combattre à cette époque ?

Probablement à l'*acclimatement*, au *changement d'habitudes*. De même que le conscrit, le jeune cheval qui arrive au régiment est très-prédisposé à la typhoïde, et cette prédisposition est d'autant plus grande qu'il a moins séjourné dans les dépôts de remonte. Ainsi, toutes les fois que des circonstances impérieuses ne permettent pas ce séjour transitoire, on voit se développer les maladies dont il s'agit. Le changement d'habitudes, de climat, de nourriture, de travail, est donc une cause de faiblesse très-puissante qui prédispose les animaux à contracter cette maladie. Tous les vétérinaires de l'armée ont pu constater cette prédisposition lors des grands achats de chevaux qui ont eu lieu en 1840, 1848 et pendant les guerres de Crimée et d'Italie.

Je crois même que le cheval éprouve, comme le conscrit, une action morale, qu'on me passe le mot, qui joue peut-être un grand rôle dans le développement de cette maladie. En voici un exemple : un propriétaire, que je connais particulièrement, possédait deux chevaux qui avaient été élevés ensemble pendant plusieurs années; souvent au travail, toujours à l'écurie, ils étaient côte à côte, vivant avec la meilleure intelligence possible. Un jour, l'un de ces chevaux est vendu. Son camarade, resté seul dans une vaste écurie, éprouva un tel ennui, qu'à partir de ce moment il devint triste, perdit l'appétit et bientôt présenta tous les caractères d'une maladie de poitrine typhoïde excessivement grave.

Je viens de rappeler toutes les causes qui m'ont paru jouer un rôle plus ou moins important dans la production des maladies typhoïdes que j'ai observées sur des chevaux de cultivateurs et dans des régiments de ligne et de grosse cavalerie. Pour compléter ce chapitre, il me reste à énumérer toutes les circonstances au milieu desquelles l'épizootie de 1854 est survenue sur des chevaux appartenant à l'arme de l'artillerie.

La 14ᵉ batterie *bis* était composée au moment de son arrivée dans ma garnison, de 219 chevaux provenant de trois dépôts différents, savoir : Sampigny, Saint-Maixent, Angers. Sans rechercher, comme l'a fait M. Sanson dans son remarquable travail, si les chevaux provenant de ces origines ont subi l'influence paludéenne (ce qui est probable, puisque j'ai eu plusieurs cas de fluxion périodique sur ces chevaux), on peut dire, sans crainte de se tromper, qu'ils ont été nourris et élevés au meilleur marché possible. La plupart d'entre eux, en effet, ont été nourris sans grains dans des pâturages presque toujours humides et ont acquis cette constitution molle, délicate, qui les rend incapables de réagir contre les intempéries. Si j'ajoute maintenant que, dans beaucoup de localités, on remplace les bonnes prairies naturelles par des prés artificiels ou des plantes sarclées; que bientôt il ne restera plus, pour l'élève du cheval, que les prairies basses, marécageuses, où la laiche abonde; que ces prés fournissent sans doute un fourrage abondant, propre tout au plus aux bêtes d'engrais, mais dépourvu de plantes aromatiques, ce foin est incapable de donner aux animaux de travail ce tempérament vigoureux qui caractérisait les vieilles races françaises.

En somme, la plupart des chevaux arrivent aux dépôts de remonte, et, par suite de circonstances impérieuses, passent dans les régiments avant d'avoir été convenablement *engrainés*. Si, dans ces conditions éminemment défavorables, et avant d'être faits à la vie militaire, on les soumet sans transition à de pénibles travaux, on est sûr de voir survenir un grand nombre de maladies.

Ainsi, les chevaux d'artillerie étaient âgés de quatre ans au moins, et de dix ans au plus. En arrivant à Strasbourg, le 21 juillet, le 31 août et dans la première quinzaine de septembre, c'est-à-dire deux ou trois mois avant l'invasion de la maladie, ils ont été versés dans la 14ᵉ batterie bis, créée pour les besoins de la guerre, et qui devait être prête à partir pour l'Orient au printemps suivant. Il était donc urgent de pousser l'instruction des hommes et des chevaux avec la plus grande activité; et c'est ce qui eut lieu. *Harnachés immédiatement après leur arrivée au corps, tous ces chevaux, y compris ceux de quatre ans, ont manœuvré deux fois par jour à toutes les allures, et c'est là probablement la cause principale des maladies survenues.*

Pendant l'automne de la même année 1854, la batterie a quitté Strasbourg avec un personnel insuffisant (un lieutenant et huit sous-officiers), pour se rendre dans le Haut-Rhin, où elle est arrivée le 21 octobre. Mais je dois signaler ici qu'à l'une des étapes, à Erstein, on n'a pas trouvé un seul grain d'avoine, même à acheter chez l'habitant, et les chevaux se sont passés des 5 kilogr. 2 hectos auxquels ils avaient droit ce jour-là, vivant ainsi de l'unique ration de foin (5 kil. 5), qui est allouée en route au cheval d'artillerie. Ce fait, assez grave pour contribuer à la production de la maladie typhoïde, ne peut être imputé qu'aux circonstances du moment, et ne saurait retomber sur les fournisseurs, qui ont sans doute été avertis trop tard de la mise en route de la batterie.

Quoi qu'il en soit de ces diverses causes, c'est le lendemain de l'arrivée dans le département du Haut-Rhin de la batterie dont il s'agit, que l'affection typhoïde s'est déclarée sur la jument *Léda*. Ainsi qu'on va le voir bientôt, la maladie a attaqué de préférence les chevaux d'Angers, tandis que le dépôt de Sampigny a fourni le moins de malades et le moins de pertes.

L'épizootie a duré trois mois, mais c'est en novembre qu'elle a attaqué le plus de chevaux et qu'elle a fait le plus de victimes.

Sous le rapport des sexes, on verra que les juments ont fourni le plus de malades, et qu'elles ont essuyé aussi les plus grandes pertes.

Quant à l'âge des chevaux, il résulte des recherches auxquelles je me suis livré que la maladie a sévi principalement sur les chevaux de quatre à cinq ans (29 sur 45 d'effectif) et sur les chevaux de six ans (18 sur 44). Ensuite, le nombre de chevaux atteints a diminué progressivement jusqu'à dix ans, âge qui n'offre pas un seul malade. Ainsi, les individus qui n'étaient pas faits, qui n'avaient pas mangé assez de grains dans leur jeune âge pour acquérir une force de résistance suffisante, sont, comme toujours, ceux qui offrent la plus grande prédisposition maladive.

En arrivant à la garnison, ces chevaux ont été éparpillés dans trois quartiers et sept écuries, appartenant aux habitants, ce qui, joint à l'insuffisance du personnel dont il a été question, *rendait la surveillance on ne peut plus difficile*. La plupart de ces logements et deux des quartiers étaient inhabités depuis plusieurs années. Quelquesunes des écuries chez l'habitant, reconnues tout à fait insalubres, ont été abandonnées, aussitôt qu'on a pu loger les chevaux ailleurs.

Il faut encore signaler comme ayant contribué à la production de la maladie, du moins pour une faible part, les fourrages médiocres de l'Alsace, remplis de laîches et de joncs, et récoltés généralement dans des prairies basses, souvent inondées par le Rhin ou par l'Ill (1). Lorsque ces fourrages sont peu abondants et d'un prix élevé, comme en 1854, les fournisseurs achètent dans le duché de Bade des foins beaucoup plus mauvais par leur aspect et leur composition. Or, il est évident qu'une alimentation semblable, sur des chevaux accablés de travail, doit concourir à faire naître la maladie dont on a vu l'expression symptomatique.

Si on résume maintenant le chapitre de l'étiologie, la contagion exceptée, on voit que les maladies typhoïdes que j'ai eu occasion d'observer paraissent être la conséquence :

1° D'une *nourriture insuffisante*, soit que les chevaux ne mangent pas la ration qui leur est nécessaire, soit que les denrées consommées contiennent des plantes ou des graines peu nutritives. Dans ces conditions éminemment favorables à l'absorption des substances étrangères à l'économie, l'animal consomme sa propre substance et, comme l'a dit M. Colin, devient *omnivore*;

2° D'un *excès de travail*, c'est-à-dire d'une grande consommation des matériaux de l'organisme, ce qui augmente dans le fluide sanguin les résidus de la nutrition;

3° D'*aliments* (foin naturel ou artificiel, paille ou avoine) *couverts de champignons microscopiques*, lesquels, absorbés dans le tube digestif, produisent un véritable empoisonnement;

4° Du *changement de climat, d'habitude, de travail et de nourriture* que les chevaux ont éprouvé depuis leur passage entre les mains des éleveurs et des marchands, jusqu'à leur réception au corps;

5° De *l'agglomération d'un grand nombre de chevaux d'importation récente* dans des bâtiments où l'air ne tarde pas à se vicier, non-seulement par l'acide carbonique et l'azote exhalés, mais encore et surtout par la putréfaction

---

(1) J'ai retiré plusieurs fois sur des bottes de foin de 5 kilogrammes, récoltées dans des prairies arrosées par l'Ill, près de 900 grammes de laiches, de joncs et de roseaux.

des matières introduites dans le canal de la digestion (eau corrompue), ou bien encore par les gaz délétères ou les résidus nuisibles que le sang puise dans le corps même de l'animal.

6° *D'une intoxication miasmatique* qui a lieu soit par l'air ambiant, comme dans le cas d'encombrement, soit par les matières animales qui fournissent toujours la perspiration et les sécrétions diverses;

7° D'une constitution particulière de l'air, épidémique si l'on veut, dont l'action spéciale ne se démontre que par les effets qu'elle exerce sur l'économie animale. Peut-être existe-t-il un certain rapport entre la diffusion de l'ozone dans l'air et l'état épizootique dont il est question. D'après les recherches de MM. Berigny et Houzeau, plus l'air contient d'oxygène électrisé, c'est-à-dire d'ozone, plus aussi il est favorable à la santé.

Contagion.

Les médecins, comme les vétérinaires, sont loin d'être d'accord au sujet de la contagion ou de la non-contagion de la fièvre typhoïde. Si la plupart d'entre eux, surtout à Paris, refusent à cette maladie la propriété de se transmettre, il est cependant un grand nombre de praticiens de province qui ont rapporté des faits prouvant, chez l'homme, la propagation de cette maladie par contagion.

La question dont il s'agit, considérée au point de vue civil ou militaire, est donc de la plus haute importance et mérite de fixer toute notre attention. Prouver, en effet, que cette maladie est contagieuse, n'est-ce pas élucider sa nature? Démontrer que la gastro-entérite de 1825 était susceptible de se transmettre par infection, n'est-ce pas prouver qu'il y a entre ces deux maladies une identité à peu près complète! Je vais donc pour ma part faire connaître les faits qui m'ont convaincu que l'affection typhoïde du cheval est capable de se propager, comme se propage le typhus charbonneux, mais à un degré beaucoup moindre.

Quand une affection règne à l'état épizootique, le vétérinaire doit, pour ainsi dire, être aux aguets, car il peut y avoir une certaine présomption en faveur de la contagion. Cette présomption augmente lorsqu'on voit la maladie pénétrer dans une ferme, dans un quartier de cavalerie ou dans un établissement de voitures, et se déclarer sur un grand nombre de chevaux isolés ou réunis. Elle devient une certitude quand on constate que le mal, après avoir attaqué un cheval, s'étend sur le plus proche voisin, gagne successivement les suivants, de façon à embrasser bientôt la plus grande partie des sujets d'une même écurie.

Pendant l'épizootie de 1854, j'ai constaté ainsi la propagation de la maladie sur vingt chevaux qui étaient placés côte à côte à l'écurie, ainsi qu'au travail; car ils étaient appareillés deux par deux, le sous-verge et le porteur.

Trois chevaux étaient placés à côté l'un de l'autre dans une écurie : celui de gauche, *Pythagore*, entre le 6 novembre, comme douteux, et est abattu le 11 pour morve et farcin aigus. Celui du milieu, *Diane*, arrive à l'infirmerie le 8 novembre pour une maladie de poitrine typhoïde, et meurt le 15. Celui de droite, *Guénon*, entre le 13 pour le même motif et succombe le 17. Ce rapprochement mérite d'être signalé et médité.

On m'objectera peut-être que si l'affection typhoïde s'est propagée sur les vingt chevaux dont il vient d'être question, c'est qu'ils étaient soumis aux mêmes influences générales, et qu'il est plus rationnel d'invoquer ces influences que la contagion.

Quand un malade entre à l'infirmerie pour morve, et que peu de jours après, je vois le voisin de droite ou de gauche devenir glandé, puis morveux, loin d'attribuer le glandage à l'influence de causes générales et identiques, je crois être dans le vrai en rattachant ce fait à la contagion.

Longtemps j'ai nié la contagion de la gourme, j'ai même écrit quelque part des observations pour prouver que cette maladie du jeune âge n'était pas transmissible. Mais un fait, un seul fait, que j'ai recueilli plus tard, m'a éclairé et converti (1). Puisse celui que je vais citer et que j'offre aux méditations des hommes compétents, jeter un nouveau jour sur les propriétés infectieuses de l'affection qui nous occupe.

En 1859, au moment où nos infirmeries étaient encombrées de malades atteints de l'affection typhoïde des plus graves (forme thoracique), un cheval d'officier, boiteux pour un coup de pied, fut placé, faute d'espace, à côté d'un typhique. Bien que ce cheval fût au régiment depuis deux ans, il n'en fut pas moins frappé à son tour d'une pneumonie typhoïde qui l'enleva en très-peu de temps.

Voilà un fait, sinon de contagion, du moins d'infection, qui prouve, en outre, de la manière la plus évidente et contrairement à l'opinion de beaucoup de praticiens, que les maladies de poitrine typhoïdes attaquent non–seulement les jeunes chevaux, mais encore ceux d'un certain âge parfaitement acclimatés.

Pendant la guerre d'Italie, en même temps que les jeunes chevaux de la remonte tombaient malades peu après leur arrivée au corps, j'ai vu des pneumonies et des pleuro-pneumonies très-graves, à forme adynamique, se développer sur des chevaux faits, ayant une ou plusieurs années d'existence au régiment. Et ces affections sont survenues, comme je l'ai dit dans mon rapport de l'époque, « sans causes appréciables, comme si, dans ces circon- « stances, il y avait quelque chose dans l'air qui rendît les « animaux plus aptes à contracter ces maladies. »

---

(1) A ce propos, qu'il me soit permis de dire qu'en Alsace l'idée de la contagion de la gourme est si répandue que, d'après M. Blanchard (frère du général), on conduit les poulains auprès des gourmeux, afin de leur transmettre une affection artificielle et bénigne.

Parmi les chevaux faits qui succombèrent à cette affection il y eut un cheval de six ans, un de huit, un de neuf et un de douze ans.

A la même époque, la maladie typhoïde régnait à Grenoble sur les chevaux d'artillerie. Eh bien! d'après M. Rey (frère du professeur), on vit la maladie s'étendre sur les chevaux des habitants, mais avec un caractère moins grave (1).

Je n'ai jamais inoculé ni le sang, ni la sérosité, ni tout autre produit puisé sur un animal malade. Ces sortes d'expériences ne sont pas faciles à faire dans un régiment. Mais d'autres praticiens, mieux placés, les ont tentées et voici les résultats qu'ils ont obtenus :

Du sang provenant d'un cheval atteint d'une pneumonie typhoïde a été inoculé à un lapin par M. le professeur Reynal et le lapin est mort.

M. Signol a inoculé plusieurs fois à des moutons le sang provenant d'animaux atteints de diathèse typhoïde et contenant des bactéries, et les animaux inoculés sont morts.

Si maintenant on consulte les annales de la science, on voit que des pleuro-pneumonies gangréneuses ont souvent régné sur des chevaux de troupe, avec un caractère éminemment contagieux. Les observations recueillies par Noyer, Girardin, Prunier, Chollet, Languenard, Moullade, Taillard, Aubin, Forgue, Gohier et Vogeli ne laissent aucun doute à cet égard.

Sajou a donné le nom de péripneumonie *contagieuse* à celle qui a régné pendant trois mois sur les étalons et les poulains de Tarbes.

Abilgaard, de Copenhague, parle aussi d'une pneumonie qu'il a regardée comme *contagieuse*, et qui infecta les haras et les écuries du roi de Danemark.

D'après d'Arboval, la fièvre adynamique est souvent contagieuse.

(1) Le cheval de M. Rey, placé à côté d'autres chevaux atteints de pneumonie avec altération du sang, contracta la maladie et mourut.

La maladie décrite par MM. Reynal et Damalix, en 1842, et qui revêtait quelquefois les caractères d'une fièvre typhoïde, *étendit ses ravages sur les chevaux qui depuis longtemps étaient soumis à des soins hygiéniques les mieux entendus. « Elle jouissait évidemment des funestes propriétés « de se transmettre par contact immédiat et par contact « médiat,* seulement la maladie transmise ne revêtait pas « toujours les mêmes caractères que celle qui lui avait « donné naissance. Si le cheval exposé à la contagion « était sous l'influence d'une affection quelconque, immé-« diatement elle se compliquait de phénomènes putrides. » (*Recueil*, 1842.)

Après l'article qui précède, on trouve dans le *Recueil* un rapport de M. Riquet sur une maladie qui parait être la forme muqueuse de l'affection typhoïde, et qui s'est montrée sur les jeunes chevaux avec un caractère épizooti-que et *contagieux.*

M. Demilly a également considéré comme *contagieuse,* l'épizootie décrite par MM. Charlier et Denoc dans le *Recueil* de 1843.

Sans se prononcer d'une manière positive, M. Denis Lambert dit que s'il y a plusieurs chevaux dans une écu-rie et que l'un d'eux soit atteint, il arrive bien rarement que tous les autres ne le soient également (1). Il cite ce fait bien remarquable : « M. Géronnet prête, en 1844, « l'une de ses juments à M. Peronnet. Pendant huit à dix « jours elle couche dans l'écurie de ses chevaux alors « typhiques, travaillant et mangeant avec eux; bientôt « elle fut atteinte et mourut de cette maladie. » (*Re-cueil*, 1840.)

M. Genée penche aussi vers la contagion, eu égard à la forme cérébrale :

« Quand le vertige se développe dans une écurie, dit « M. Mouchot, ce n'est pas sur tous les chevaux en même « temps, ni dans la même semaine ; il suit ordinairement

---

(1) Cette manière de voir me paraît exagérée.

« la marche des épizooties. C'est d'abord sur un bon che-
« val qui travaille ordinairement beaucoup ; puis, après
« huit, quinze, même trente jours, deux, quatre ou six
« chevaux tombent malades presque en même temps,
« c'est-à-dire en quelques jours. Alors le vertige est
« dans sa force. Enfin, après quinze, vingt jours, ou
« pendant ce temps, il en tombe encore quelques-uns.
« La maladie disparaît après une durée de quatre à six
« semaines et après avoir enlevé le quart, la moitié du
« l'attelage, si l'on n'a pas arrêté promptement les ra-
« vages de la maladie. » Comme on voit, il y a là une
forte présomption en faveur de la contagion.

Voyous maintenant ce que dit M. Aubry sur le même
sujet : « Cette maladie frappe coup sur coup plusieurs
« fermes, soit voisines, soit éloignées. *Elle s'arrête rarement*
« *à un seul cheval d'une écurie ; le plus souvent au contraire*
« *elle en atteint successivement le plus grand nombre.* » Bien
que M. Aubry soit, comme M. Mouchot, anticontagion-
niste et qu'il attribue cette affection à l'effet des légumineuses, il croit devoir noter que cette maladie a attaqué,
en ville, des animaux de roulage et de luxe qui *se trou-*
vaient dans des conditions de régime et de travail toutes dif-
férentes de celles des fermiers.

M. Mottet se prononce en faveur de la contagion dans
son travail sur la fièvre typhoïde des chevaux.

Dans un rapport inédit sur l'épizootie de Strasbourg,
mon prédécesseur dit : « Non-seulement la maladie se
« maintint parmi les chevaux de remonte, mais encore
« elle s'étendit en dehors de ce champ qui lui est natu-
« rel. Peut-être faut-il aussi lui attribuer quelque pouvoir
« propagateur. »

Dans son travail sur la contagion de la fièvre typhoïde
(celle de 1854), M. Boiteux énumère les faits qui ont sus-
cité dans son esprit la présomption du pouvoir contagieux
de cette maladie.

« Nous fûmes frappé plusieurs fois, dit-il, de voir tel
« soldat qui s'était présenté précédemment à l'infirmerie

« avec un de ses chevaux malades, amener l'autre quel-
« ques jours après : les deux animaux étant logés, tra-
« vaillant auprès l'un de l'autre, conduits, pansés par le
« même homme.

« Des séries de plusieurs chevaux, placés les uns à la
« suite des autres, formant un même attelage, avaient, en
« très-peu de temps, fourni à l'infirmerie les individus
« qui le composaient.

« On vit la maladie se retrancher presque exclusive-
« ment dans certaines écuries, sans qu'aucune considé-
« ration hygiénique spéciale en pût donner la raison.

« Et puis, quand, d'après l'expérience d'un certain laps
« de temps, il était notoire qu'une d'entre elles était favo-
« risée d'immunité, si tout à coup l'épizootie l'envahissait
« pour y sévir sur les animaux qui jusque-là l'avaient ha-
« bitée impunément, en cherchant à démêler les causes de
« ce revirement inattendu, il nous arrivait (c'est du moins
« ce qui eut lieu deux fois) de trouver que l'apparition de la
« maladie avait suivi l'introduction de plusieurs chevaux
« provenant d'autres locaux.

« Une jument appartenant à un officier supérieur, âgée
« de dix ans, et jusque-là bien portante, ayant été un
« jour blessée d'un coup de pied, fut conduite à l'infir-
« merie, où elle séjourna pendant quinze heures, au milieu
« d'animaux atteints du mal épizootique. Le lendemain du
« jour où elle avait été ramenée à sa place ordinaire,
« la jument de l'officier tomba malade et présenta les
« symptômes insidieux d'une pneumonie. Sur le désir
« de son maître, cette jument ayant été maintenue d'abord
« et traitée à sa place habituelle, la pneumonie typhoïde
« se déclara dans cette même écurie et pendant la même
« semaine sur l'un des chevaux du lieutenant-colonel.

« Dans l'espace d'un mois, un cheval voisin immédiat
« de ce dernier, et un autre placé à très-peu de distance
« de tous deux, contractèrent successivement l'affec-
« tion pulmonaire à laquelle succomba le second, jeune
« et récemment incorporé au régiment. » (*Journal de
Lyon*, 1860.)

Tous les malades, dit encore M. Vilain, sont sortis de la même écurie. Les miasmes qui se dégagent des animaux atteints de l'enzootie sont bien plus dangereux que ceux qui proviennent d'animaux sains. « *Il n'est pas rare alors* « *de voir la maladie s'étendre dans les infirmeries aux chevaux* « *atteints de blessures ou d'affection externe*, et présenter « chez eux les mêmes particularités, les mêmes sympa- « thies, les mêmes épiphénomènes : je pourrais en citer « plusieurs exemples bien avérés. »

L'affection typhoïde est donc infectieuse pour ce praticien.

Sans se prononcer d'une manière absolue, M. Rougieux, dans son opuscule, incline cependant vers la contagion. Il a observé comme nous que les animaux nouvellement entrés dans une écurie où sévissait l'affection enzootique, en étaient atteints quoique n'ayant pas été soumis aux mêmes causes. Il pense que l'air est le véhicule de l'élément contagieux.

Voici enfin l'opinion d'un savant que la science déplore, de l'honorable Verheyen : « En dehors, dit-il, des en- « zooties ou épizooties contagieuses bien avérées, il s'en « présente qui ne sont pas inoculables et que l'on dit pos- « séder tantôt un caractère contagieux, et d'autres fois « ne pas être transmissibles : *telle est l'influenza du cheval*. » (*Dictionnaire* de MM. Bouley et Reynal.)

Il me reste à prouver maintenant que la gastro-entérite de 1825, identique avec l'affection typhoïde que je décris, était, elle aussi, capable de se transmettre. Faut-il pour cette démonstration invoquer l'opinion favorable des agriculteurs, des fermiers ou des maîtres de poste de l'époque? Assurément non, quoique bien souvent les idées de contagion naissent d'abord parmi le vulgaire. Dois-je rappeler qu'au premier moment, beaucoup de vétérinaires (et Girard père est de ce nombre), voyant la maladie se déclarer sur un grand nombre d'animaux à la fois ou successivement, pensèrent que cette épizootie était contagieuse?

La preuve que je cherche me sera fournie par un homme éminent, anticontagioniste lui-même, et qui pourtant considérait cette maladie comme transmissible par infection. « Ce qui aura pu faire prendre le change, dit « Hurtrel, c'est que l'affection qui nous occupe est suscep- « tible de se manifester *sous l'influence des miasmes s'échap-* « *pant des corps des animaux, atteints déjà de gastro-enté-* « *rite intense et resserrés dans des espaces trop étroits,* « *comme nous l'avons vu dans de grands relais de poste et de* « *messageries.* »

Cette déclaration en faveur de l'infection miasmatique, de la part d'un observateur qui a étudié la maladie sur une grande échelle, mérite d'être mentionnée d'une manière particulière ; si je ne me trompe, elle détruit le diagnostic qui a été porté sur cette épizootie, et prouve que cette gastro-entérite avait bien réellement le caractère putride que nous reconnaissons aux affections typhoïdes (1).

D'après les faits que j'ai rapportés, nul doute que l'affection typhoïde du cheval ne se transmette par contagion et par infection. Peut-elle se propager à une grande distance? Je ne le pense pas. Si je ne fais erreur, pour qu'un cheval contracte cette affection, il faut qu'il se trouve placé au milieu des typhiques, et qu'il respire l'air chaud, chargé de miasmes, qui enveloppe les malades.

Cependant, en 1859, j'ai vu la maladie éclater sur quelques chevaux faits, parfaitement acclimatés, dispersés dans des écuries différentes, mais placées dans le même quartier où se trouvaient les jeunes chevaux de la remonte. Dans cette circonstance, on ne saurait admettre une infection miasmatique directe et, pour expliquer le développement de la fièvre typhoïde sur ces chevaux, il faut bien

---

(1) La maladie qui naîtrait à la suite de miasmes répandus par des animaux atteints de gastro-entérite serait une maladie adynamique et non pas une inflammation de l'estomac et de l'intestin. Une gastro-entérite qui se transmettrait avec ses caractères d'un individu à un autre individu devrait être considérée comme contagieuse. Notons en passant que les deux chevaux de d'Arboval contractèrent cette affection en 1825.

7

admettre dans l'air une cause spécifique qui provoque l'éclosion de la maladie.

En résumé, l'affection typhoïde du cheval, à l'état enzootique ou épizootique, a un pouvoir propagateur plus ou moins grand sur les jeunes chevaux soumis aux causes que j'ai fait connaître, et exceptionnellement sur des chevaux faits, âgés et acclimatés, placés dans le même quartier.

Je n'ai jamais vu ni soupçonné la contagion à l'état sporadique, et il est probable que sous cette forme la maladie typhoïde ne peut produire un foyer d'infection assez actif pour se propager.

———

« Lorsqu'une maladie typhoïde se sera présentée sur un
« certain nombre de chevaux, il importe de rechercher
« si, dans la même localité, une maladie plus ou moins
« analogue a attaqué d'autres espèces animales domes-
« tiques, et si les médecins ont observé à la même époque
« quelque affection semblable chez l'homme. »

——

La Société centrale de médecine vétérinaire a été bien inspirée de poser aux concurrents cette importante question. Trop souvent les vétérinaires négligent de rechercher les rapports qui peuvent exister entre une maladie régnant sur le cheval, et d'autres affections plus ou moins analogues, attaquant d'autres espèces animales ou l'homme lui-même.

Cependant l'administration de la guerre fait tout son possible pour diriger dans cette voie l'attention des vétérinaires de l'armée. Dans les feuilles trimestrielles que nous devons remplir, nous sommes obligés de faire connaître les principales affections qui ont sévi sur les chevaux du corps, et d'indiquer sommairement la nature des maladies régnantes dans la localité où se trouve la garnison.

Ayant à répondre à cette question, il m'est arrivé, bien souvent, de constater sur les chevaux des maladies qui existaient également sur d'autres espèces. C'est ainsi que j'ai vu, l'année dernière, la clavelée régner sur des troupeaux, en même temps que la petite vérole sur les enfants. La maladie aphtheuse des bêtes à cornes est venue immédiatement après et s'est étendue dans un rayon de plus de 30 kilomètres. C'est alors que j'ai observé sur quelques chevaux du régiment une affection exanthémateuse, une sorte de horse-pox, que j'ai cru devoir attribuer à une influence épidémique et épizootique.

Dernièrement encore, on a vu régner ici sur les enfants la fièvre scarlatine (forme angineuse). Eh bien! à la même époque, j'avais à traiter quelques phlegmasies du pharynx, non-seulement sur les chevaux de la remonte, mais encore sur des chevaux de neuf à dix ans parfaitement acclimatés.

Le règne simultané d'une épidémie et d'une épizootie constitue un fait très-commun qui n'a pas échappé aux poètes de l'antiquité. Voici comment s'exprime Ovide dans la description de la peste d'Egine :

« Strage, canum prima, volucrumque, oviumque, boumque,
« Inque feris subiti deprensa potentia morbi,
« Considere infelix validos miratur arator
« Inter opus tauros, medioque recumbere sulco. »

(MÉTAM., liv. VII.)

Quant à l'affection typhoïde qui attaque l'espèce chevaline, je vais essayer de démontrer que chaque fois qu'elle se montre sur une grande échelle, elle coïncide avec quelque épidémie grave ou d'autres épizooties.

La célèbre maladie observée sur les chevaux en 1825 a été précédée dans quelques contrées de l'Allemagne et de la France par le typhus charbonneux. (D'Arboval, article Typhus.)

Vers la même époque, on vit régner sur l'homme la fièvre typhoïde, et dans plusieurs départements, la pleuropneumonie contagieuse des bêtes à cornes.

En 1840 et 1841, la fièvre typhoïde se montre dans l'espèce humaine, d'après Loiset. En même temps, on voit régner sur le cheval la forme thoracique dans les régiments, et la forme abdominale dans les fermes.

En 1844, d'après M. Denis Lambert, une enzootie très-grave de fièvre typhoïde se montre sur le cheval, et la même maladie règne en même temps d'une façon endémique sur l'espèce humaine.

En 1846, M. Liautard voit l'affection typhoïde sévir *simultanément* sur les populations et sur les chevaux de la garnison de Mustapha et de Hussein (Afrique).

C'est également en Algérie et la même année, que M. Bernard observe à Mascara la maladie dont il a été question et que j'ai rangée parmi les affections typhoïdes. Eh bien! à cette époque, on vit sévir avec intensité sur l'espèce humaine la fièvre intermittente avec accès pernicieux.

Peu d'années après, en 1848 et 1849, des maladies de poitrine avec altération du sang se montrent dans presque toutes les troupes à cheval. Et pendant que nos infirmeries régimentaires sont encombrées de malades, le choléra épidémique éclate et enlève plusieurs personnes autour du quartier de cavalerie.

Dans le courant de l'hiver de 1852 à 1853, une épizootie typhoïde se déclare dans une certaine étendue du département du Nord sur les animaux de la race chevaline, frappant de préférence les individus jeunes, d'importation récente ou non encore acclimatés. Chose remarquable, partout où l'épizootie fait son invasion, *simultanément* la fièvre typhoïde sévit sur l'espèce humaine.

« Dans un certain nombre de cas nous avons rencontré, dit Loiset, les deux maladies couchées pour ainsi dire côte à côte, l'une sur le grabat et l'autre sur la litière de la même écurie ; d'autres fois, et plus fréquemment, cette relation avait de moins étroites limites et s'étendait aux agglomérations de demeures avoisinant les fermes visitées par l'épizootie ; enfin les rapports de coexistence de cette affection avec l'épidémie typhoïde ne laissaient jamais entre elles une étendue qui dépassât quelques centaines de toises. L'enquête à laquelle nous nous sommes livré ne nous a pas offert une seule exception à cette concomitance plus ou moins intime; elle nous a aussi démontré que jamais l'espèce chevaline n'avait reçu les premiers coups, et qu'elle n'était généralement affectée qu'après que la fièvre typhoïde de l'homme lui avait servi pendant six semaines ou deux mois de précurseur. »

Dans son Mémoire publié par le *Recueil*, M. Signol relate cette coïncidence singulière de l'apparition de la maladie dite *choléra des poules*, dans deux établissements où sévissait l'affection typhoïde, alors que rien n'avait été changé dans les conditions hygiéniques de ces animaux.

Me voici arrivé à l'épizootie de 1854, celle qui a éclaté à Strasbourg pendant la guerre de Crimée, et que j'ai eu à combattre dans une petite ville du Haut-Rhin. Eh bien! cette épizootie a coïncidé avec une épidémie de fièvre typhoïde et, comme en 1849, avec le choléra.

« Vers la fin de 1854, dit M. Baillif, le régiment dont je faisais partie fut envoyé d'une garnison de l'ouest dans une garnison du nord-est de la France. Presque tous les pays que nous avons parcourus étaient décimés par une épidémie typhoïde grave, à ce point qu'on a été forcé, pour éviter la contagion, de nous faire doubler les étapes et de faire changer notre itinéraire, en ne nous laissant pas passer, pour nous soustraire à la contagion, dans les villes infectées où nous devions séjourner. »

Pendant l'été et l'automne de 1854, le choléra a régné avec intensité dans plusieurs localités de l'Alsace et notamment à Colmar, à Thann et à Strasbourg. Ainsi, en France, comme à l'armée d'Orient, le choléra a précédé l'affection typhoïde.

Peut-on établir une relation quelconque entre le choléra asiatique et la maladie que je décris? Cette concomitance d'une épidémie et d'une épizootie peut-elle s'expliquer autrement que par une constitution particulière, médicale, si l'on veut, de la couche atmosphérique? Je ne le pense pas. Il y a là une influence mystérieuse, une inconnue, qu'il n'est guère possible de dégager.

Quoi qu'il en soit, aux deux époques de choléra dont nous venons de parler, l'influence épidémique s'est exercée, d'après M. Grisolle, non-seulement sur l'homme, mais encore sur plusieurs classes d'animaux, spécialement chez les bêtes à cornes, les volailles, les oiseaux et même les poissons.

Nature de la maladie.

—

L'affection que je cherche à décrire est caractérisée par une *altération constante du sang*, et par des lésions qui ne sont pas toujours proportionnées avec la gravité des symptômes. Assez souvent, en effet, on est surpris de ne trouver à l'ouverture des cadavres, sur la muqueuse du tube digestif, qu'une légère altération ; dans le poumon, qu'une inflammation très-circonscrite, et dans les centres nerveux que des lésions insignifiantes.

La nature de la maladie nous sera révélée surtout par les altérations cadavériques que l'on rencontre dans les cas types : c'est-à-dire par l'état du sang qui est noir, boueux même dans les cavités gauches du cœur ; par les ecchymoses plus ou moins vastes, résultant d'une infiltration sanguine à travers les parois des vaisseaux ; par l'hypertrophie des plaques de Peyer, des follicules muqueux et des ganglions mésentériques ; enfin par les ulcérations que l'on observe sur la muqueuse de l'estomac et du gros intestin.

Toutes ces lésions indiquent bien une affection générale, de nature putride, et démontrent, pour tous les esprits non prévenus, qu'il y a là autre chose qu'une gastro-entérite, une pneumonie ou une indigestion vertigineuse.

Si les altérations que j'ai étudiées pouvaient laisser

quelques doutes, il suffirait, pour les lever, de rappeler les symptômes observés pendant la vie. Cette grande prostration des forces, la stupeur, la dilatation des pupilles, les battements du cœur, un début obscur, insidieux, des borborygmes fréquents et sonores, enfin la paraplégie qui vient terminer le plus souvent cet état maladif, tout indique la nature septique de cette intéressante affection, que ses propriétés infectieuses et contagieuses viennent au surplus confirmer.

Cette maladie attaque de préférence les jeunes chevaux d'importation récente. Je ne l'ai jamais observée sur le cheval, ni avant quatre ans, ni au-delà de douze. Elle paraît produite par les causes que j'ai signalées et qu'on peut résumer ainsi :

Introduction dans l'économie d'un principe toxique venu du dehors (aliments, boissons, air atmosphérique altérés), ou puisé dans l'organisme, comme cela a lieu toutes les fois que l'alimentation est insuffisante, ou pauvre en principes nutritifs, ou bien encore qu'il y a excès de travail. Dans ces dernières circonstances, le cheval se nourrit, ainsi que l'a dit un savant physiologiste, en partie par les substances qui sont introduites dans le canal de la digestion, en partie avec les matériaux de la nutrition, usés et non éliminés.

Toutes ces causes sont fréquentes dans l'armée, moins cependant aujourd'hui qu'autrefois. Les personnes qui voudront s'en faire une juste idée, n'auront qu'à relire la célèbre discussion qui eut lieu dans le *Recueil*, sur les causes de la mortalité dans la cavalerie française, et surtout la lettre de M. X..., capitaine-instructeur. Cette lecture, je n'en doute pas, fera comprendre mieux que tout ce que j'ai dit, pourquoi dans les régiments les maladies de poitrine prennent si fréquemment le caractère typhoïde.

De tout ce qui précède, des causes, des symptômes et des lésions que j'ai énumérées, il est permis, je pense, de rapprocher l'affection typhoïde du cheval de la fièvre charbonneuse des anciens.

Ce rapprochement, soupçonné par Girard, Norling, M. Gillet et par d'autres vétérinaires, a été en quelque sorte confirmé par la découverte récente des bactéries. Grâce à ces infusoires du sang, la véritable nature de cette affection, si longtemps controversée, pourra bientôt être connue et appréciée.

Nous savons aujourd'hui, en effet, que des bactéries existent dans l'affection typhoïde du cheval, aussi bien que dans la fièvre typhoïde de l'homme, dans le charbon des bêtes à laine et dans la gangrène traumatique.

S'il en est ainsi, notre affection typhoïde se rapproche donc par sa nature des affections typhiques, charbonneuses et gangréneuses avec lesquelles nous pensons qu'elle forme une seule et grande famille, bien que ces maladies paraissent séparées entre elles par des différences assez sensibles.

Maintenant l'affection qui fait l'objet de ce travail est-elle plutôt typhoïde que charbonneuse? plutôt charbonneuse que grangréneuse? Tel est le problème à résoudre et dont la solution mettra enfin les vétérinaires d'accord.

Si on examine les symptômes, les formes et même les complications que j'ai fait connaître, on voit que cette maladie a une certaine analogie avec la fièvre typhoïde de l'homme, de laquelle toutefois elle diffère par les lésions de l'intestin grêle.

Si on tient compte des sphacèles qui surviennent à la peau, de la gangrène qui accompagne parfois l'application des sétons et des vésicatoires, la nature septique de cette maladie ne paraît pas douteuse.

Au contraire, elle se rapproche davantage des affections charbonneuses, par l'état du sang et les eccchymoses noirâtres des tissus.

Traitement.

—

Procédant avec méthode, nous diviserons le traitement en prophylactique, curatif et expectant.

TRAITEMENT PROPHYLACTIQUE.

De tout temps, surtout dans les années humides, lorsque les denrées, mal récoltées, se couvrent de champignons microscopiques, le vétérinaire doit, par ses conseils, faire tout son possible pour conserver la santé des chevaux et prévenir les maladies. Dans l'armée, notre devoir est d'examiner avec soin les fourrages, de faire des rapports à nos chefs et de provoquer des expertises s'il y a lieu. Lorsqu'il y a impossibilité d'obtenir de meilleurs aliments, on doit solliciter des substitutions, comme on le fait lorsqu'il y a pénurie. Diminuer la denrée mauvaise, augmenter la ration de celle qui est bonne, tel est le but à atteindre. En même temps il faut faire usage du sel marin ; asperger le fourrage avec de l'eau salée, ou bien mêler le sel en poudre avec l'avoine, si c'est le grain qui répand une odeur de moisi.

Afin de rendre l'encombrement le moins dangereux possible, l'aération des écuries sera permanente, c'est-à-dire qu'il y aura *constamment* des croisées ouvertes jour et nuit. Le nombre des fenêtres à ouvrir dépendra bien entendu du temps, de la saison, des lieux et de la quantité de chevaux renfermés dans le local. En un mot, l'aérage sera réglé de telle façon que les écuries soient toujours *inodores* (1).

Les chevaux boiront dehors dans toutes les saisons, comme on le pratique dans certains régiments. En hiver, et pour empêcher les glaçons de se former, on recouvrira

---

(1) Depuis neuf ans que j'emploie l'aération permanente, je n'ai eu que deux chevaux abattus pour morve, et dans les cinq dernières années je n'ai éprouvé au régiment aucune espèce de mortalité.

les auges avec des paillassons, et on n'oubliera pas de
répandre du fumier sur le sol, lorsque la glace ou le verglas
l'aura rendu glissant. J'ai pratiqué ce système pendant
plusieurs années sans inconvénient, et je puis déclarer
que sous le rapport hygiénique, il est supérieur à celui
qui consiste à faire boire dans les écuries.

Si par ordre, et comme le règlement le prescrit, on fait
boire les chevaux dans les cuves, il faut veiller à la propreté de ces récipients, lesquels seront munis d'un cou-
vercle, nettoyés, vidés et remplis tous les jours.

A l'époque des grands achats, lorsque de nombreuses
remontes arrivent au corps, le vétérinaire doit redoubler
de zèle et surveiller avec sollicitude l'hygiène des jeunes
chevaux. Dans la belle saison, il fera prendre des bains
froids; la tonte, en automne, sera également une bonne
mesure préventive. Dans toutes les saisons, il insistera sur
les soins de propreté pour débarrasser la peau des produits de la sécrétion, afin de faciliter l'expulsion des
miasmes.

Autant que possible, le dressage des jeunes chevaux
n'aura pas lieu avant qu'ils aient cinq ans révolus, ni avant
qu'ils aient été préalablement engraissés. Malheureusement, dans les circonstances impérieuses, MM. les chefs
de corps, afin d'avoir un plus grand nombre de chevaux à
mettre en ligne, font commencer le dressage à quatre ans
et demi et peu de jours après l'arrivée pour ceux âgés de
plus de cinq ans. J'ai vu cela en 1849, en 1854, et
en 1859.

Lorsqu'une enzootie typhoïde éclate dans un régiment,
il faut que le vétérinaire chargé du service se multiplie en
quelque sorte, car il va assumer une grande responsabilité.
Il doit commencer par en rendre compte le plus tôt possible à son colonel, et, pour se mettre à couvert, solliciter les conseils de ses confrères. En même temps, il
demandera que le travail soit suspendu; que les chevaux
ne fassent que des promenades hygiéniques d'environ une
heure, toujours au pas et par un temps favorable; qu'ils

soient soumis à un régime particulier. On donnera le matin
un repas d'avoine ; à midi, un léger barbotage dans lequel on mettra un peu de sulfate de soude ; le soir, un
second barbotage avec une poignée de poudre de gentiane,
dans le but de favoriser les fonctions digestives débilitées.
Si le foin est médiocre, si les chevaux ne le mangent pas
ou le mangent mal, on devra demander deux ou trois
kilos de bonne luzerne ou de sainfoin.

En 1854, après m'être concerté avec un vétérinaire de
la garnison de Strasbourg, que j'avais fait appeler, nous
souvenant que dans plusieurs épizooties on avait obtenu
de bons résultats de l'emploi des exutoires comme moyen
préventif, nous crûmes bien faire en plaçant deux sétons
au poitrail à tous les chevaux en mauvais état, et qui
offraient déjà quelques-uns des prodromes que j'ai fait
connaître. En conséquence, je posai quatre-vingts sétons à
quarante chevaux, que nous avions mis à part dans une
écurie.

Peu de temps après l'emploi des moyens précités, un
changement remarquable se manifesta dans la marche de
l'affection. Le nombre des malades, qui avait été de
trente-cinq dans le mois de novembre (le mois précédant
ces mesures), descendit à dix-sept pendant le mois suivant, et à huit seulement dans le courant de janvier. En
même temps, la maladie revêtit un caractère moins grave
et fit aussi beaucoup moins de victimes. Ce résultat parle
assez en faveur du traitement préventif dont il est question
et mérite d'être signalé. Cependant, comme les moyens
employés ont été complexes, il serait intéressant de savoir
si l'usage un peu empirique des sétons a été pour quelque
chose dans le résultat obtenu que je viens de signaler.

Voici des chiffres qui semblent prouver que les révulsifs
cutanés ont été utiles :

Depuis le 24 novembre, jour où nous avons posé les
sétons, jusqu'à la fin de l'épizootie, il y a eu trente nouveaux cas de maladie de poitrine, avec altération du sang.
Eh bien ! sur ce nombre, neuf chevaux seulement avaient

eu des sétons. Ainsi, cette simple opération pratiquée sur quarante individus aurait suffi pour préserver de la maladie trente et un chevaux en mauvais état, offrant déjà les signes précurseurs de la diathèse.

Il est de la plus haute importance que le traitement prophylactique dure jusqu'à la disparition complète de l'épizootie. C'est ainsi que nous avons agi à l'époque de la guerre de Crimée. Mais ce n'est que lentement et progressivement que l'on a repris la ration réglementaire. Quant aux manœuvres, on ne les a recommencées qu'au mois de mars, lorsque le beau temps est revenu et au moment où les chevaux de la batterie avaient repris de l'embonpoint et paraissaient jouir d'une excellente santé.

Outre les mesures que je viens d'indiquer, le vétérinaire agira prudemment en faisant séquestrer les typhiques, en les isolant non-seulement des chevaux sains, mais même des autres malades atteints d'affections diverses. Si les chevaux sont éparpillés dans plusieurs écuries, il importera de ne pas perdre de vue la marche de l'épizootie. Jamais l'affection n'éclate dans toutes les écuries en même temps. Sa marche est irrégulière. On la voit se retrancher en quelque sorte dans un ou plusieurs bâtiments, pendant que d'autres semblent favorisés d'immunité. Chaque groupe de chevaux devra, si faire se peut, rester isolé au quartier, comme à la promenade. Pour éviter toute espèce de rapport, on fera en sorte de faire panser chaque groupe par les mêmes hommes, prenant le plus grand soin pour qu'aucun malade ne pénètre dans les écuries que l'affection typhoïde a épargnées.

Toutes ces précautions paraîtront peut-être minutieuses aux yeux des personnes qui ne croient pas à la contagion; pour mon compte, je les crois sages en temps d'épizootie surtout.

Les écuries-infirmeries devront être tenues dans le plus grand état de propreté et soumises à une bonne aération permanente. Le sol sera lavé tous les jours; les augettes après chaque repas. La litière devra être bien entretenue et souvent renouvelée. Aussitôt après la levée d'un cadavre, on fera jeter la paille au fumier, et désinfecter avec du chlorure de chaux la stalle dans laquelle il se trouvait. Il sera prudent d'attendre deux ou trois jours, avant de la faire occuper de nouveau par un malade.

Enfin, lorsque l'épizootie aura disparu, toutes les écuries devront être lavées et blanchies à la chaux.

TRAITEMENT CURATIF.

Forme thoracique (1). — Tous les jours les maladies de poitrine, typhoïdes, sont confondues avec les affections franches, et traitées comme telles par plusieurs vétérinaires de l'armée. Mais l'époque n'est pas éloignée, je pense, où l'on reconnaîtra que sur le cheval de troupe, les maladies prennent bien souvent un caractère adynamique et se compliquent d'altération du sang. Lorsqu'il sera bien démontré qu'il en est ainsi pour les affections de la cage thoracique, il faudra que les praticiens modifient leur manière d'agir, et renoncent à ces saignées copieuses si préjudiciables à l'avenir du cheval. Alors peut-être reconnaîtra-t-on que la phlébotomie, lorsqu'elle est prodiguée, est une cause de mortalité dans l'armée, et concourt au développement de l'affection morveuse.

Quoi qu'il en soit des réflexions qui précèdent et pour reprendre mon sujet, je dois d'abord avouer combien il est difficile de traiter des maladies qui offrent en même temps une phlegmasie du poumon et une grande prostration des forces musculaires. Les méthodes les plus rationnelles sont à la fois indiquées et contre-indiquées. Si d'un côté l'engouement du tissu pulmonaire réclame, au début, les déplétions sanguines; d'un autre côté, la faiblesse de l'économie ne s'oppose-t-elle pas à ce moyen de traitement? La médication tonique, si utile dans ces circonstances, n'est-elle pas contre-indiquée lorsque la fiè-

---

(1) Je commence par la forme la plus fréquente, celle que l'on observe dix-huit fois sur vingt.

vre est grande, le pouls dur et la chaleur de la peau extrême ? Dans une telle occurrence, le praticien est vraiment embarrassé, et il faut de sa part beaucoup de tact et la plus grande circonspection, pour ne pas commettre des erreurs toujours préjudiciables aux intérêts de l'Etat.

Ainsi qu'on le verra aux observations que je rapporterai, j'ai essayé contre cette affection bien des méthodes, même la méthode expectante. Peu après ma sortie de l'Ecole, je saignais et j'employais l'émétique concurremment avec les sétons, les vésicatoires et les sinapismes. Mais je ne tardai pas à reconnaître qu'il fallait être très-circonspect en fait de phlébotomie sur le jeune cheval de troupe ; et lors de l'enzootie de 1849, je traitai et je guéris un certain nombre de malades sans avoir recours aux déplétions sanguines.

En 1854, sacrifiant encore au préjugé général, j'ai saigné dix-neuf chevaux pendant l'épizootie dont j'ai parlé, et, en moyenne, j'ai tiré à chacun 3 kilogrammes de sang. Sur les dix-neuf chevaux chez lesquels j'ai pratiqué la phlébotomie, j'ai perdu trois malades, ou un sixième. Sur les quarante-neuf qui n'ont pas été saignés, il y a eu cinq morts, ce qui porte les pertes à un dixième environ. L'avantage est donc pour ces derniers. Mais une chose qu'il est bon de faire observer, c'est que les trois chevaux perdus de la première catégorie sont précisément ceux chez lesquels j'avais tiré, en deux fois, de 12 à 15 livres de sang. Les malades auxquels on avait fait de petites saignées ont tous guéri. D'où il faut conclure que si, dans certaines circonstances, il n'y a pas d'inconvénient à tirer 3 ou 4 kilogrammes de sang dans les affections typhoïdes, il n'en est pas de même des grandes saignées : *celles-là sont toujours nuisibles.*

A la même époque, m'apercevant que le kermès était mieux supporté par l'intestin que le tartre stibié, j'ai cru devoir en faire usage. C'était en électuaire et à la dose de 5 à 15 grammes que l'oxysulfure hydraté d'antimoine était administré. On le donnait tous les matins, les malades étant à jeun, et on continuait son emploi (lorsque l'intestin pouvait le tolérer) jusqu'à la disparition du bruit de souffle.

Les toniques étaient employés sur la plupart des malades, mais seulement lorsque la réaction fébrile était passée. Pour cela, j'attendais que l'affection du thorax fût amendée, afin de faire usage de cette médication. Les toniques succédaient au kermès. Ainsi, lorsque la résolution de la phlegmasie thoracique commençait à s'opérer, on mêlait au barbotage une poignée de poudre de gentiane, que les malades prenaient sans difficulté, et ce traitement était continué jusqu'à complète guérison. Mais lorsque, au début, les forces étaient bien prostrées, que l'inappétence était à peu près complète, le pouls faible ou effacé, alors et à l'exclusion du kermès je donnais chaque matin l'électuaire dont la composition suit :

Poudre de gentiane..................	25 grammes.
— de quinquina	28 —
Essence de térébenthine	10 —
Camphre	5 —
Miel...............................	*Q. S.*

Au début, je posais comme dérivatif, deux sétons au poitrail et trois ou quatre sous la poitrine ; et, afin d'augmenter leur efficacité, j'avais soin de les animer avec l'onguent basilicum ou avec l'essence de térébenthine. En même temps, on plaçait un vaste vésicatoire dans la même région, en arrière des membres, et lorsque, dès le début, le mal prenait un caractère alarmant, nous faisions des frictions vésicantes sur les extrémités au-dessus des boulets.

En 1859, je me suis encore montré fort réservé quant aux déplétions sanguines, que je suis loin de proscrire toutefois d'une manière absolue. Depuis cette époque, je continue à faire usage du kermès au début, lorsque l'intestin peut tolérer ce médicament, et j'emploie également les toniques et les antiputrides (acétate d'ammoniaque, essence de térébenthine, extrait de gentiane, quinquina et camphre). Mais j'ai cessé d'appliquer des sétons ; je me contente, pour tout révulsif cutané, de placer des vésicatoires dans la région des canons depuis le boulet jusqu'au jarret et au genou, suivant l'excellente méthode de MM. Perrier et Négrié. Les vésicatoires ainsi placés me paraissent avoir les avantages suivants :

Ils ramènent la chaleur sur des parties qui en sont le plus souvent privées ;

Ils produisent des engorgements assez grands pour arrêter net, quelquefois, les progrès de la pneumonie ;

Ils dégagent le cerveau et préviennent souvent l'apparition des symptômes ataxiques ;

Ils sont moins souvent suivis de gangrène que lorsqu'on place les vésicants sur les parois costales (je n'ai observé qu'une fois cet accident) ;

Enfin, je ne les ai jamais vus tarer les animaux, en laissant sur la peau des traces indélébiles.

Au traitement curatif qui précède, il faut ajouter quelques lavements émollients ; quelques boissons nitrées, s'il y a des œdèmes ; quelques grammes de sulfate de soude si la constipation en réclame l'emploi.

Les malades doivent être couverts, dans la mauvaise saison surtout ; on leur donne trois barbotages légers avec un mélange de paille et de foin artificiel ou naturel. Mais quand l'inappétence pour le barbotage est complète et persistante, il faut faire en sorte de les sustenter par tous les moyens possibles, en variant la nourriture et en leur présentant de temps à autre quelques jointées d'avoine ramollie ou non à l'aide de l'eau bouillante.

J'ai essayé, dans quelques cas très-graves, de nourrir les malades à l'aide de lavements nutritifs ; mais ce moyen ne m'a jamais réussi.

Forme abdominale. — Si le sujet est pléthorique, si les muqueuses sont injectées et le pouls résistant, il n'y a pas grand inconvénient à débuter par une petite saignée. On donne 250 grammes de sulfate de soude pour combattre

la constipation et débarrasser l'intestin des matières qui
le souillent. On cessera l'emploi de ce médicament lorsque
apparaîtra la diarrhée. Contre cette dernière, les lavements de décoction de têtes de pavot et d'eau de son produisent généralement de bons résultats.

De même que pour la forme thoracique, les toniques et
les antiputrides, dont nous avons parlé, sont indiqués
contre l'altération constante du sang, et il ne faut suspendre leur emploi que lorsqu'il survient des douleurs intestinales. Pour combattre ces douleurs, on administre des
boissons blanchies avec la farine d'orge, des breuvages
formés de décoctions de graines de lin légèrement éthérés.

Des fumigations sous le ventre avec des baies de ge-
nièvre, des lavements émollients, des boissons avec l'eau
ferrée ou rouillée, tels sont les moyens que nous avons
employés.

Dans les cas graves, il est utile d'avoir recours aux révulsifs, dont les effets sont presque toujours salutaires.
Un vaste sinapisme sous le ventre produit un bon engorgement, dans lequel on pratique quelques scarifications,
immédiatement suivies de pointes de feu pénétrantes.

Cependant, je préfère aux cataplasmes de moutarde
l'emploi des vésicatoires sur toute la surface des canons,
et cela pour les raisons que j'ai déjà indiquées.

En 1846, dans le département de Seine-et-Oise, M. Jumentier possédait une vingtaine de chevaux, la plupart
âgés de quatre à cinq ans. Le sol, dans cette ferme, était
formé par des terres fortes, à pente assez rapide, ce qui
rendait très-pénibles les travaux de culture. Mon prédécesseur ne voyait chez ce fermier que des coups de sang
et traitait les malades en conséquence.

A ma troisième visite, mon malade était mort et en-
foui. Quelques jours après, je suis appelé pour un second
cheval, qui succombe également dans l'espace de cinq
jours. (La saignée avait été pratiquée sur ces deux chevaux.) Le 6 octobre, un troisième malade meurt dans

l'espace de trois jours, toujours de la forme abdominale. Celui-ci n'avait pas été saigné.

Eclairé par l'autopsie et l'état du sang, je recommande de mettre un cheval de plus à chaque charrue ; de donner un supplément de nourriture ; de remplacer les chevaux de quatre ans par des chevaux âgés de dix ans et plus ; enfin, je fis usage sur mes autres malades des toniques et principalement des toniques ferrugineux. A partir de ce moment, jusqu'à mon départ de la garnison, je ne perdis plus de chevaux.

Forme ataxique. — C'est surtout dans cette forme qu'il faut proscrire les grandes saignées, parce qu'elles ont pour résultat de favoriser le développement des symptômes nerveux et de prostrer les forces qu'il importe de ménager. Lorsque le vertige typhoïde se complique d'une indigestion stomacale, la phlébotomie ne peut être également que nuisible. Dans le plus grand nombre de cas, je m'abstiens donc de pratiquer cette opération.

Aussitôt que la forme cérébrale est reconnue, *le premier devoir du praticien est de chercher à obtenir une prompte et forte purgation. Il ne doit pas craindre d'employer les purgatifs drastiques à fortes doses et coup sur coup ; car, dans cette affection, les malades peuvent en supporter des doses énormes.*

Voici comment j'opère quand je suis appelé pour combattre cette maladie :

Je fais dissoudre dans un seau rempli d'eau tiède 60 grammes d'aloès associé à 3 ou 400 grammes de sulfate de soude. Et avec cette dissolution, je prescris des *breuvages* toutes les deux heures, ainsi que des lavements (1). Si, après vingt-quatre heures, la purgation ne se manifeste pas, je répète les mêmes doses, et alors on voit souvent survenir une forte diarrhée, immédiatement suivie de la disparition complète des symptômes nerveux.

---

(1) Je préfère les breuvages aux électuaires, parce qu'ils ont une action plus prompte et plus puissante.

Je n'ai jamais eu de superpurgation à combattre, bien que j'aie administré jusqu'à 120 à 130 grammes d'aloès, et quelquefois 4 à 500 grammes de sel de Glauber. Toutes les fois que j'ai employé à temps ce traitement énergique, recommandé par Bouley jeune et Delafond, j'ai vu la guérison suivre de près la diarrhée ; au contraire, lorsque j'ai fait usage de l'aloès à des doses relativement minimes, j'ai échoué.

J'ai été appelé trois fois en consultation avec d'autres confrères pour cette grave maladie. La première fois, en 1844, pour un mulet de petite taille, que 50 grammes d'aloès ont purgé et guéri. — La seconde fois, en 1853, pour un fort et bon cheval appartenant à M. Jarry. La maladie avait débuté, d'après M. Fourrié, par une *entérite intense*, à la suite de laquelle les symptômes cérébraux se sont manifestés. Appelé le 5 janvier pour voir ce sujet qu'on disait être désespéré, je le trouve étendu par terre, attaché dehors à un poteau, sans pouls et presque sans mouvement, portant sur la tête de nombreuses excoriations. Il offre, en outre, quand il est debout, une paralysie du pénis, de la lèvre inférieure et un commencement de paraplégie. En vingt-quatre heures, nous lui faisons prendre 130 grammes d'aloès en poudre, moitié en breuvages, moitié en lavements. Le 1ᵉʳ février, ce cheval reprenait son service, la guérison était radicale. — La troisième fois, en 1864, pour un cheval flamand employé aux charrois du chemin de fer. L'affection a débuté par des symptômes du côté de la cage thoracique (battements du flanc, expiration entrecoupée et plaintive, faiblesse du murmure respiratoire à la partie inférieure des poumons). La prostration était si grande que le malade se balançait dans sa stalle comme un homme ivre. Le lendemain, les symptômes ataxiques apparaissent. Je prescris 60 grammes d'aloès dissous dans six litres d'eau chaude (un litre toutes les deux heures) et des lavements très-fréquents avec une once de sulfate de soude dans chaque. Le troisième jour, après un violent accès, le malade reste étendu sur la litière, presque sans mouvement. On le croit perdu. Avec M. Bévière, nous renouvelons les mêmes doses d'aloès et de sulfate de soude. Le quatrième jour, une forte purgation s'établit et coïncide avec la disparition complète des symptômes cérébraux.

Une autre méthode qui semble produire également de bons résultats, consiste dans l'emploi continu des douches d'eau froide sur le front, à l'aide d'une pompe aspirante et foulante. Lorsque les douches sont employées pendant huit ou dix heures consécutives et renouvelées le lendemain, on a beaucoup de chances de voir la santé se rétablir.

Dans les régiments, quand on a des fontaines qui coulent constamment, on se sert, pour faire des douches, d'un tube en caoutchouc ou en cuir, long de 1 mètre 50 centimètres, dont le calibre va en diminuant. L'une des extrémités de ce conduit emboîte le tuyau de la fontaine ; l'autre, terminée en pointe, est revêtue d'un petit tube en fer-blanc. La puissance de cet appareil est plus grande que celle de la pompe ; elle est continue et n'exige qu'un homme pour diriger le jet, le cheval restant ordinairement à sa place à peu près immobile.

Deux fois j'ai fait usage de ces procédés, et deux fois j'ai vu les malades guérir. Il est vrai que j'avais combiné les douches avec les purgatifs ; mais j'ai vu un vétérinaire guérir un cheval vertigineux à l'aide de la pompe à arroser, employée presque d'une façon permanente.

TRAITEMENT DES COMPLICATIONS.

Paralysies. — J'ai toujours considéré la paraplégie qui survient à la troisième période, comme une complication amenant toujours la mort. Je ne l'ai jamais vue, en effet, se terminer par la guérison. Cependant il serait peut-être bon d'essayer les purgatifs à haute dose, ainsi que je viens de l'indiquer pour le vertige que j'appelle typhoïde.

Douleurs articulaires. — Au début, bains émollients prolongés le plus possible. Cataplasmes de farine de lin lorsqu'il y a impossibilité d'avoir recours aux bains. Régime diététique. Lavements, sulfate de soude à dose assez forte pour entretenir la liberté du ventre.

Plus tard, lorsque la synovite a une tendance à passer à l'état chronique, nous appliquons des vésicatoires et nous terminons le traitement par des douches et des bains froids.

Maladies de la peau. — Les affections de la peau qui surviennent pendant le cours de la diathèse typhoïde sont nombreuses et réclament chacune des soins particuliers que je ne veux pas énumérer pour ne pas être entraîné trop loin. Je dirai seulement qu'il faut prendre toutes les précautions possibles pour éviter la contagion, quand on a à combattre cette sorte d'eczéma dont j'ai parlé plus haut.

Péritonite par perforation. — Cet accident est encore plus grave, si l'on peut ainsi dire, que la paraplégie, et ne laisse au vétérinaire aucun espoir de sauver son malade. Lorsque le praticien croit avoir à faire à une perforation, il sera logique de cesser l'administration des breuvages, des boissons et de faire prendre des électuaires opiacés. Mais le plus souvent, disons-le bien haut, nous ne pouvons que soupçonner cette grave complication, et pourrions-nous la diagnostiquer d'une manière positive, que nous ne serions guère plus avancés, la mort étant toujours, chez le cheval, la suite inévitable de ce funeste accident.

MÉTHODE EXPECTANTE.

« Il sera important, dit le programme, de comparer la « marche de la maladie livrée à elle-même, avec l'in- « fluence des méthodes curatives sur sa terminaison « heureuse ou funeste, dans les cas légers et dans les cas « graves, au début et au summum du mal. » En effet, il ne suffit pas qu'un malade soit guéri après avoir subi tel traitement, pour se croire en droit de conclure que le traitement a produit la guérison. Une semblable déduction, disait Magendie, n'est acceptable qu'autant qu'il serait prouvé que la maladie n'aurait pas guéri sans autre médication que des soins hygiéniques.

Dans le traitement de sa forme thoracique, soit grave, soit bénigne, j'ai essayé, comme je l'ai dit, différentes méthodes, et voici les résultats que j'ai obtenus :

Sur 20 chevaux traités par les révulsifs, le kermès et les toniques, je trouve 3 pertes. On sait que c'est à cette méthode que je donne la préférence.

Sur 29 chevaux soumis à l'ancienne méthode de traitement et auxquels la phlébotomie a été pratiquée, il y a 7 morts.

Sur 5 chevaux traités par les révulsifs et les toniques, il y a 2 morts.

Sur 2 chevaux traités l'un par l'émétique, l'autre par le kermès, sans autre médication, il y a 2 guérisons.

Sur 7 chevaux soumis à la méthode expectante, il y a 2 morts et 5 guérisons.

Un cheval abandonné au début à la méthode expectante, puis traité énergiquement aux autres périodes, a succombé le cinquième jour.

Un autre, traité au début par le kermès (je l'ai administré deux fois), puis abandonné à lui-même au summum du mal, s'est parfaitement rétabli.

S'il était permis de tirer une conclusion de tous ces chiffres, nous dirions que ce sont les groupes auxquels on a administré, *pour tout traitement*, du kermès ou de l'émétique, qui offrent le moins de pertes. Les malades abandonnés aux seules forces de la nature ne sont pas non plus ceux qui ont été le plus maltraités. Mais les résultats obtenus pourraient être différents, si on opérait sur une plus vaste échelle et dans d'autres conditions.

Quoi qu'il en soit de ces réserves, et après avoir vu des maladies très-graves (pneumonies et pleuro-pneumonies) guérir sans autre médication que des soins hygiéniques, il est bon, je crois, de rappeler que la nature peut tout sans les remèdes, tandis que les remèdes ne peuvent rien sans la nature.

En attendant qu'une expérience soit faite sur une grande échelle — chose facile à réaliser dans l'armée — voici ce que je crois pouvoir conclure :

Les maladies typhoïdes bénignes guérissent par des moyens très-simples, même par un traitement expectant.

Il n'en est pas de même lorsqu'on a à combattre les affections typhoïdes graves. La prudence exige que l'on aide la nature par une médication dont l'énergie soit proportionnée avec la gravité du mal.

L'auteur donne ensuite le détail de seize observations dont douze de forme pectorale, deux de forme abdominale ; la quinzième porte le titre d'*affection typhoïde* et la seizième de *vertige typhoïde*. Leur étendue n'a pas permis de les joindre au mémoire.

7063   PARIS. — Typographie de RENOU et MAULDE, rue de Rivoli, 244.